LA

VIE A BON MARCHÉ

L'auteur et les éditeurs déclarent réserver leurs droits de traduction et de reproduction à l'étranger.

Cet ouvrage a été déposé au ministère de l'intérieur (section de la librairie) en janvier 1885.

OUVRAGES DU MÊME AUTEUR

Le Moyen de vivre pour dix sous par jour, 9e édition. Prix : 1 fr. — E. Dentu, éditeur, 15, galerie d'Orléans, Palais-Royal.

Les Budgets de 800 francs et l'épargne. — 60 cent. *Petit Journal.*

Des moyens à employer pour encourager la prévoyance. — 50 c. Guillaumin et Cie, rue de Richelieu, 14.

Le Bien-Être et le Pauvre, réformes politiques, sociales et alimentaires. — 50 cent. *Petit Journal.*

De la guérison des maladies d'yeux par les coupes pneumatiques du docteur J. Ball de New-York. — 50 cent. J. B. Baillière et fils, 19, rue Hautefeuille.

EN LANGUE ANGLAISE

Success in life. — 1 volume.

French, how to teach it, how to learn it, hints to master and pupil. — Brochure in-8°.

EN PRÉPARATION

Comment un sou devint vingt mille francs.

Conseils aux parents et aux instituteurs sur la manière d'élever et d'instruire les enfants. (Mémoire couronné par la Société libre pour le développement de l'instruction et de l'éducation populaires.)

En canot de papier de Paris au golfe du Lion, 1200 kilomètres à la pagaye.

THÉATRE

Eva, drame en cinq actes.

PARIS. TYPOGRAPHIE E. PLON, NOURRIT ET Cie, RUE GARANCIÈRE, 8.

LA

VIE A BON MARCHÉ

OUVRAGE ACCOMPAGNÉ

DE 50 MENUS ET RECETTES CULINAIRES

PAR

E. TANNEGUY DE WOGAN

LAURÉAT (1er PRIX AU CONCOURS) DE LA SOCIÉTÉ LIBRE
POUR LE DÉVELOPPEMENT DE L'INSTRUCTION ET DE L'ÉDUCATION POPULAIRES
PRÉSIDENT-FONDATEUR DE LA SOCIÉTÉ NATIONALE D'ENCOURAGEMENT
A LA PRÉVOYANCE

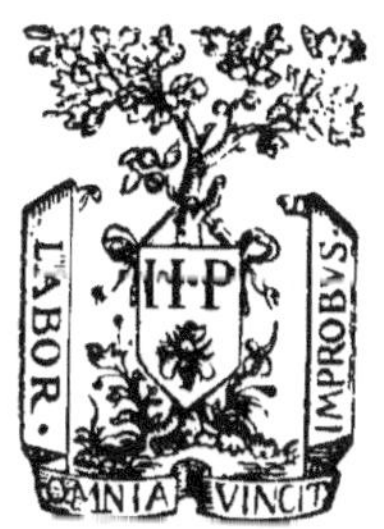

PARIS

LIBRAIRIE PLON

E. PLON, NOURRIT et Cie, IMPRIMEURS-ÉDITEURS

RUE GARANCIÈRE, 10

1885

Tous droits réservés

LA VIE A BON MARCHÉ

AVANT-PROPOS

Plus on est pauvre, plus on paye cher. — Nécessité de la formation de comités pour l'approvisionnement des classes pauvres. — Ce que le pauvre doit faire en cas de refus de la part du gouvernement. — Preuves de la possibilité de vivre pour dix sous par jour. — Les docteurs Fonssagrives, Rambosson, Regnauld, Kingsford, etc., en faveur du végétarisme. — Liste des journaux qui ont publié sur le régime végétarien les articles de fond les plus remarquables. — Progrès du végétarisme en Angleterre, en Amérique et en Allemagne. — Notre doctrine n'est point de l'ascétisme. — Définition du principe végétarien. — Réponses à certaines lettres d'ouvriers. — Les résultats de l'enseignement végétarien pour l'ouvrier. — Le végétarisme, solution de la question sociale.

Partout on entend des plaintes sur ce que la vie devient de plus en plus difficile, de plus en plus chère. Où est le remède?

Quand, le 25 août 1883, je demandai, dans l'*Étendard* et le *Qui vive?* journaux que j'ai cédés depuis à des gens qui, malheureusement, les ont laissés péricliter, la formation, dans toutes les villes de France, de comités pour l'approvisionnement à bon marché des classes ouvrières, je crois avoir indiqué un remède possible; le nombre de lettres que j'ai déjà reçues, favorables à ce projet, me le prouve suffisamment.

Je le disais à cette époque, je le répète encore une fois :

Il y a une observation que j'ai été à même de faire souvent, que vous pouvez faire vous-mêmes, c'est que plus on est pauvre, plus on paye cher les objets de première nécessité. En effet, celui qui est forcé d'acheter constamment chez le petit détaillant parce qu'il n'a pas le moyen de faire des provisions, se trouve dans cette position injuste de payer beaucoup plus cher que celui qui peut acheter en gros.

Le résultat le plus ordinaire de cette nécessité où se trouvent les classes pauvres d'acheter au détail chez le revendeur, est que, forcées avant tout à l'économie, elles n'usent le plus souvent que de denrées de mauvaise qualité.

Ne serait-il pas de notre devoir de faire cesser au plus tôt un état de choses aussi intolérable?

De l'adoption des mesures que je vais proposer, résulterait une économie pour l'État, qui ne verrait plus, comme à l'heure actuelle, les hôpitaux encombrés de malades affectés de maladies chroniques, causées par une nourriture malsaine et insuffisante et l'usage de boissons dont chaque goutte, on peut le dire, est un clou de plus enfoncé dans le cercueil de celui qui en fait usage.

J'ajouterai que leur adoption ne grèverait en rien le trésor public.

Certes, voilà des considérations qui me semblent suffisantes pour justifier une réforme qui touche à des intérêts aussi sacrés.

Considérant donc combien il importe de

mettre un terme à la situation fâcheuse et injuste faite aux classes pauvres, je proposerais l'organisation, dans toutes les villes de France, de Comités pour l'approvisionnement à bon marché des classes ouvrières, et généralement des personnes peu aisées.

Les fonds nécessaires à l'approvisionnement d'un mois seraient fournis par la perception de l'arrondissement, du canton ou de la commune, et les Comités seraient tenus de rembourser les emprunts dans un bref délai.

On achèterait, en gros, toutes les denrées nécessaires à l'alimentation, ce qui permettrait d'acquérir à prix réduits ; on ferait venir directement la marchandise des lieux de production, et l'on éviterait ainsi les frais et les bénéfices des intermédiaires, aujourd'hui si considérables, dans les grandes villes. On achèterait au comptant, ce qui permettrait de jouir de l'escompte. Les denrées seraient vendues aussi au comptant, ce qui épargnerait bien des pertes subies par le commerçant et supportées en définitive par le consommateur; on vendrait au prix de revient, majoré du nombre de centimes nécessaire pour couvrir les dépenses occasionnées par l'emmagasinage et les salaires des employés affectés à l'établissement.

Les locaux du Comité seraient pourvus de tous les instruments nécessaires pour se garantir des altérations spontanées et des adultérations frauduleuses.

Cette considération, en vérité, est importante à un moment où les expériences faites dernièrement au laboratoire municipal de Paris nous prouvent que quatre cents fois sur cinq cents, en moyenne, nous sommes empoisonnés par les fournisseurs, cinquante fois trompés sur la qualité de la marchandise, que nous voyons qu'il y a si peu de raisin dans le vin, si peu de jus de pommes dans le cidre, que la farine est falsifiée, le café imité avec toutes sortes de choses, le poivre mêlé de

1.

poussière et de balayures, qu'on trouve le moyen de faire du lait sans vaches, et du beurre sans crème.

Ne pourrait-on pas aussi, vu la mauvaise condition des cuisines chez les classes pauvres, généralement si restreintes, si mal installées, et qui, il faut bien le dire, sont souvent des foyers permanents de maladie, par suite de mauvaises odeurs, de gaz insalubres, de la fumée et des émanations provenant de la décomposition de provisions avariées et de l'incapacité des ménagères dans les classes laborieuses à produire pour le mari qui revient harassé de son travail que des mélanges fantaisistes et parfois insalubres, substituer la cuisine unique à la cuisine isolée et peut-être la consommation sociétaire à la consommation isolée? Mais je ne désire pas insister à l'heure qu'il est sur cette dernière idée. C'est là une expérience que l'on pourrait tenter plus tard.

A une date prochaine je ferai soumettre aux Chambres une proposition relative aux

Comités d'approvisionnement. Je ne sais s'il lui sera donné suite, ou si elle partagera le sort de tant d'autres propositions de ce genre faisant appel à l'initiative et au bon vouloir de l'État, ni si mon projet de loi était accueilli, au bout de combien de temps les habitudes invétérées et les lenteurs de l'administration française, si contraires à tout acte de salutaire énergie, permettront l'application de cette loi. En attendant donc, j'indiquerai comment le pauvre peut s'aider lui-même, dans le cas où cette loi bienfaisante ne pourrait être votée, et que nos institutions charitables, si mal organisées et si peu étendues, ne pourraient lui venir en aide.

Il faut vivre d'une manière plus simple et plus sobre.

Il faut que la société actuelle, il faut que riches et pauvres deviennent plus simples dans tous leurs goûts, dans la manière de s'habiller aussi bien que dans la manière de se nourrir; il faut qu'ils deviennent plus sobres, qu'ils recherchent autre chose que ces plaisirs excitants et surexcitants qui ruinent le corps et l'âme. Il faut suivre plus ou moins le système des végétariens, ces hommes nombreux aujourd'hui qui renoncent à la viande et aux boissons alcooliques. Tout cela, je l'ai dit déjà dans le *Moyen de vivre pour dix sous par jour*.

Peut-on vivre pour dix sous par jour?

La réponse est facile. Des milliers de gens vivent pour moins. Quatre ou cinq sous par jour suffisent pour donner à nos paysans une nourriture saine et fortifiante, et le prix de la nourriture de myriades d'êtres humains en Asie et en Afrique ne s'élève pas à plus de quelques centimes.

Un Anglais végétarien, et qui a longtemps résidé aux Indes, analysant ma brochure publiée chez Dentu : *Le moyen de vivre pour dix sous par jour,* s'est écrié : « Quel luxe insensé! aux Indes, des millions d'hommes vivent avec soixante centimes par semaine et sont cependant bien portants et capables de travailler toute la journée. »

Voici l'explication de ces apparentes énigmes. Un homme pesant 75 kilogrammes contient environ 56 kilogrammes de liquides et 19 kilogrammes de matières solides. Le sang pèse environ 10 kilogrammes, et dans ceux-ci, nous ne trouvons que 2 kilogrammes et demi de matières solides, et avec l'eau le double, c'est-à-dire de 4000 à 6000 grammes en tout. Il ne faut donc au corps qu'un très-petit supplément pour équilibrer les recettes et les dépenses. Or, comme les céréales et les légumineux ne sont pas seulement aussi, mais beaucoup plus nutritifs que la viande et contiennent beaucoup plus de parties solides que celle-ci, et qu'en outre ils sont cinq ou six fois meilleur marché, il est facile de comprendre qu'un végétarien peut vivre dix ou douze fois meilleur marché qu'un mangeur de viande.

Mon but, dans cet ouvrage, est de prouver qu'un régime simple et bon marché suffit non-seulement pour l'alimentation complète du corps humain, mais contribuera encore à donner à l'esprit plus de force et à l'âme plus de sérénité. Je prouverai qu'une existence qui ne nous reviendra pas à plus de quelques sous par jour peut être rendue plus agréable aux sens qu'un abandon à un luxe coûteux et nuisible, en un mot, qu'une nourriture simple et pure peut être aussi délicieuse qu'elle sera saine et fortifiante.

Il est possible que ce régime semble, à première vue, moins agréable que celui auquel on est habitué.

En effet, afin de vivre avec autant d'économie et pour des motifs autres et meilleurs que l'épargne de notre argent, il nous faudra exclure de notre régime des choses qui ne nous sont d'aucune utilité, telles que la viande et le vin, et d'autres qui nous font beaucoup de mal, le café, le thé et le tabac, par exemple. J'en dirai autant des liqueurs,

du cidre, de la bière, etc., etc., qui, à part
une faible quantité de matière albumineuse,
le jus du fruit et du sucre, ne renferment
qu'une quantité de nourriture vraiment
infinitésimale.

Un œuf, qui ne nous coûtera que dix centimes, renferme plus de nourriture à lui seul
que trois litres de liqueur fermentée.

On croit généralement que le bouillon est
nourrissant. Tous les bouillons de viande, y
compris celui de Liebig, qui n'est ordinairement que du bouillon condensé, ne sont
presque pas nutritifs, parce qu'ils ne contiennent qu'une quantité insignifiante de
matières azotées dissoutes dans l'eau.

On considère comme nourrissants tous ces
jolis pains blancs si légers, qui ornent la de-
vanture des boulangers. Non-seulement ils
ne sont pas nourrissants, mais encore ils
sont malfaisants, nuisibles à la santé, et
d'autant plus, en général, qu'ils sont pain
de luxe. La raison en est dans l'addition im-

modérée de la levûre de bière et de divers ingrédients plus ou moins malsains destinés à rendre la pâte plus légère et à suppléer à l'absence du ferment naturel, qu'on a sottement dédaigné.

Le pain bis, qui est fabriqué de blé pur et non pas, comme c'est souvent le cas, des rebuts de meuniers et de boulangers, est plus agréable au goût, plus sain et beaucoup plus nourrissant que tous ces pains blancs si dorés, si séduisants.

On regarde la viande comme la quintescence de la nourriture.

La viande, ainsi que je le montrerai plus loin, ne renferme que 36 pour 100 d'aliment solide, et les soixante-quatre parties qui restent ne sont que de l'eau sale; tandis que beaucoup de produits végétaux, tels que les grains et les autres aliments farineux, renferment de 80 à 90 pour 100 de matière nutritive solide, et seulement 10 pour 100 d'une eau qui, elle, a l'avantage d'être

propre. L'homme, pour entretenir la chaleur de son corps, a besoin d'une forte proportion de matière carbonacée : la viande de
boucherie en renferme beaucoup moins que
les végétaux, puisqu'elle consiste de matière
formatrice de la chair, et de 14 pour 100 de
graisse pour la chaleur animale, alors que
tous les produits du monde végétal qui entrent dans la nourriture, renferment non-
seulement tous les principes qui forment la
chair, mais plus de matière calorique, plus
de matière minérale pour les os, et la portion
nécessaire de matière non nourrissante[1].

Le fromage équivaut, comme nourriture,
à deux ou trois fois son poids en viande de
boucherie.

Les pois, les haricots et les lentilles ren-

---

[1] Dernièrement, un médecin des environs de Paris que je
pourrais citer fit placer quatre chiens dans des caves séparées,
deux dans chaque cave. Il donna à deux de ces animaux un
repas de viande; aux deux autres il servit une écuelle de pain
trempé. Il les laissa ensuite sans nourriture. Les deux chiens
qui avaient mangé de la viande moururent deux jours avant
les autres.

ferment beaucoup plus de nourriture que la viande de bœuf de première qualité, et ils ne renferment que 9 à 10 pour 100 d'eau, qui a l'avantage d'être propre.

Les aliments les plus sains et les plus nourrissants sont : le froment, les pois, les lentilles, les haricots, le maïs, le seigle, le sarrasin, les fruits, le lait et le fromage.

Je sais qu'en dépit des preuves concluantes que je donne à l'appui de ce que j'avance, certaines personnes ne seront pas de mon avis. Je sais que j'aurai à lutter contre trois puissants adversaires : l'indifférence, l'ignorance et le préjugé, mais je m'en préoccupe peu. Les quelques centaines de lettres que j'ai reçues de gens appartenant à presque toutes les classes de la société, et parmi lesquelles beaucoup provenaient de médecins et d'étudiants en médecine, approuvant complétement les idées renfermées dans ma brochure : *Le moyen de vivre pour dix sous par jour,* en ce moment à sa neu-

vième édition et traduite en quatre langues,
le premier prix au concours de la Société
libre pour le développement de l'Instruction et de l'Éducation populaires accordé à
un Mémoire sur l'Éducation, au cours duquel je traite la question végétarienne dans
l'alimentation des enfants, sont autant d'en-
couragements qui m'engagent à persévérer
de plus en plus dans la voie où je suis entré,
et que je suivrai maintenant jusqu'au bout.
Si je me trompe, je le fais avec Sénèque et
Plutarque, avec Socrate et Pythagore, dont
je ne suis que l'humble disciple, avec les
plus grands et les plus consciencieux génies
des temps modernes, et avec des sommités
médicales européennes.

L'avenir, du reste, appartient fatalement
à notre doctrine. En effet, quelque contraires que soient les idées que j'émets aux
habitudes de notre vie moderne, ces idées
commencent pourtant à se répandre un peu.
Plusieurs thérapeutistes et hygiénistes com-

mencent à parler en faveur du régime végétal.
M. le docteur Fonssagrives consacre aux
avantages de la diète végétale d'excellentes
pages de son *Hygiène alimentaire*. De son
côté, Rambosson, dans les *Lois de la vie,*
livre plein d'observations justes et de ré-
flexions utiles, arrive au sujet du règne animal
et du règne végétal à des conclusions presque
complétement identiques avec celles renfermées dans la thèse de madame Kingsford,
le charmant docteur féminin, et ma brochure,
Le moyen de vivre pour dix sous par jour.

Parmi les journaux, dont aucun peut-
être, à Paris, n'a passé sous silence l'ap-
parition de nos banquets, je citerai quelques-
uns de ceux qui ont publié sur le régime
végétarien les articles de fond les plus remarquables : le *Charivari* du 1er et celui du
26 mars ; le *Clairon* du 16 et celui du 18
mars ; la *Presse* du 16 mars ; le *Siècle* du 17
et celui du 26 mars ; le *Temps* du 16 mars ;
la *Défense* du 16 mars ; la *Liberté* du 17 mars ;

le *Français* du 18 mars ; la *Paix* du 17 mars ;
le *Petit Journal* du 17 mars ; le *Journal des
villes et campagnes* du 18 mars ; la *Ga-
zette agricole* du 20 mars ; le *Triboulet* du
17 mars ; la *France* du 17 mars et celle du
3 mai ; la *République française* du 26 avril ;
l'*Estafette* du 28 mars et celle du 24 avril ;
l'*Intransigeant* du 28 avril ; le *National* du
28 avril ; la *Science libre* du 1er mai ; l'*Industrie laitière* du 8 mai ; la *Médecine po-
pulaire* du 5 mai ; le *Médecin praticien* du
7 mai ; le *Journal de la Société contre l'abus
du tabac,* d'avril ; le *Bon Conseiller,* de mai ;
la *Revue de Lausanne* du 18 mai, etc.

Bon nombre de médecins savent déjà apprécier les bienfaits du régime maigre dans
certains cas. La diète lactée avec abstinence
de chair, mise si fort en honneur au grand
profit des malades dans ces derniers temps
par les docteurs Hureau de Villeneuve et
Regnaud, peut être considérée comme un pas
important dans la même voie. Les cures de

2.

raisin, de petit lait, se multiplient. L'habitude si répandue de faire manger aux malades de la viande crue a beaucoup diminué ; les buveurs de sang, enfin, deviennent rares dans les abattoirs.

Il existe donc des indices nombreux qui marquent une tendance de l'esprit médical à s'occuper de ces intéressants problèmes, et une certaine propension du public à tirer de cet enseignement des conclusions pratiques.

La Société végétarienne anglaise compte plus de trois mille membres. La Société végétarienne de New-York en compte de sept à huit mille. Les sociétés allemandes en comptent vingt mille environ.

C'est en Allemagne et en Autriche que le végétarisme est le plus répandu.

Des médecins végétariens et des établissements végétariens hygiéniques se trouvent dans trente-quatre villes ou localités d'Allemagne, d'Autriche et de Suisse.

Le pain végétarien de Graham est fabri-

qué régulièrement par plus de cent boulangers, dans soixante-six villes d'Allemagne et
d'Autriche.

Des pensions alimentaires et restaurants
végétariens se trouvent dans dix-neuf villes
d'Allemagne et d'Autriche.

Quatre journaux végétariens paraissent
en Allemagne, à Nordhausen (*Vereinsblatt
für Freunde der natürlichen Lebensweise*),
à Berlin (*Berliner Blätter für naturgemasse
Lebensweise*), à Dresde (*der Naturarzt*), à
Chemnitz, en Saxe (*Organ für volksver-
standliche Gesundheitspflege*). Cinq autres
journaux en Allemagne et en Autriche ont
une tendance végétarienne et publient régulièrement des articles pour faire connaître le
végétarisme.

Le *Guide de la littérature végétarienne*,
paraissant à Berlin chez R. Springer, donne
les titres de plus de deux cents livres, bro-
chures, feuilles volantes (*Flugblätter*) sur le
végétarisme en langue allemande.

Il n'y a aucun doute que la formule de l'alimentation établie par nos médecins doit être modifiée, que la science et la pratique doivent se mettre à élaborer une formule de nourriture mélangée, exclusivement végétale, et ne pas attendre l'époque où la science nous aura démontré qu'il sera presque impossible d'y ajouter des produits d'origine animale.

Les éléments de la nourriture de l'avenir sont déjà indiqués par la science. Il existe une société appelée la Société végétarienne de Paris, dont le but est non-seulement de se nourrir de végétaux, mais encore de propager l'opinion que cette nourriture est la seule naturelle et la seule conforme aux besoins de l'homme. Les membres de cette société, ainsi que je l'ai déjà dit, s'appellent végétariens, et pratiquent le végétarisme [1].

Cette société a pour devise le mot latin

---

[1] Pour conditions d'admission s'adresser au président, M. Tanneguy de Wogan, 1, rue Blanche, Paris.

vegetare, qui veut dire fortifier et bien vivre, c'est-à-dire, vivre selon les lois de la nature.

Nous sommes des hygiénistes avant tout, c'est pourquoi pour nous le but prime toujours le moyen. Nous ne tenons pas aux végétaux, fruits ou légumes pour eux-mêmes, mais seulement pour la santé et la force qu'ils nous donnent. Nous proscrivons le café et le thé, qui sont des végétaux, et nous considérons comme partie essentielle de notre régime les laitages et les œufs, qui sont une nourriture animale. Notre guide est l'expérience, aidée des connaissances scientifiques véritablement acquises.

Notre principe est que l'homme, qui est un être physique intellectuel et moral, se trouve développé dans ses facultés de la façon la plus complète quand il ne se soutient qu'à l'aide des productions directes du règne végétal.

Les raisons de ce principe varient, mais elles sont basées principalement sur :

1° Le *choix* de la nourriture de l'homme tel qu'il a été fait à la création (*Genèse*, 1, 29);

2° La *structure anatomique* telle qu'elle a été décrite par Linné, Cuvier, Daubenton, Flourens et autres éminents naturalistes qui nous enseignent que l'homme a été fait pour se nourrir des fruits de la terre;

3° La *physiologie*, qui démontre que le sang le plus pur, que le muscle, le nerf et l'os les plus substantiels sont produits par ce régime;

4° La *chimie*, telle qu'elle est enseignée par Liebig et autres illustres chimistes, qui assurent que toute nourriture dérive du règne végétal où on la trouve, du reste, de la qualité la plus pure et dans les proportions les plus convenables;

5° L'*économie*, qui se trouve favorisée en tout point par un système qui donne plus de nourriture pour dix centimes dépensés en éléments farineux que pour un franc dépensé en viande de boucherie;

6° L'*agriculture*, qui montre l'énorme quantité de nourriture que l'on peut tirer des produits végétaux, en comparaison à celle fournie par le produit animal sur la même étendue de terrain;

7° La *psychologie*, qui prouve qu'en proportion où l'on adhère à ce principe, les passions sont tenues en sujétion au principe moral;

8° L'*esthétique*, qui, favorisant tout ce qui est grand et noble dans la nature humaine, s'efforce de se dispenser de l'abattoir, et de tirer d'une situation dégradante l'éleveur, le boucher et le cuisinier;

9° L'*histoire*, qui nous montre que ce principe était une règle d'existence à la période la plus heureuse, la période primitive de l'existence, et que partout où il a été adopté il a été avantageux à la race humaine;

10° L'*humanité*, qui nous fait déplorer l'abatage des animaux pour une nourriture superflue et qui considère que « la paix sur la terre » et l'amour des hommes les uns envers les autres seront indéfiniment éloignés, tant que la cruauté envers les animaux sera tolérée et généralement prévalente;

11° L'expérience et le témoignage de nos grands hommes, les meilleurs et les plus illustres dans les temps anciens, modernes ou présents;

12° La conscience individuelle de sa justesse, sentiment qui devient de plus en plus accusé à mesure que l'on adhère au principe en pratique.

La pratique et le système sont décrits dans les ouvrages formant la bibliographie de la Société végétarienne, dans les expériences diététiques du docteur végétarien anglais Nicholls et de l'ouvrier limeur Rousseau, expériences que je reproduis à la fin de cet ouvrage.

Et maintenant, un mot en réponse à deux ou trois lettres qui m'ont été adressées par des ouvriers, et où l'on me dit que l'adoption du régime que je préconise aura pour résultat de faire baisser le prix du travail, et que j'aurais mieux fait d'écrire quelque chose sur l'augmentation du salaire de l'ouvrier.

Je conviens que le salaire d'ouvriers appartenant à certains corps de métier a besoin, en effet, d'être augmenté, et c'est là une des questions que je traite dans ma brochure : *Le bien-être et le pauvre, réformes politiques, sociales et alimentaires;* mais que l'ouvrier le sache bien, je ne considère pas qu'en général, son salaire soit comparativement si mesquin. Les salaires de l'ouvrier ne se sont-ils pas élevés progressivement depuis quatre-vingts ans? Les émoluments des fonctionnaires sont, en 1885, à peu près ce qu'ils étaient en 1810. L'ouvrier ne peut-il pas quitter l'atelier où on le paye mal? L'employé, quel que soit le renchérissement des objets de consommation, n'a aucun droit de réclamer une augmentation de salaire.

A quoi bon, me disent d'autres, mettre de l'argent de côté? le patron prétendra que nous gagnons trop et réduira notre salaire. Leur bon sens devrait leur dire combien fausse est cette opinion. L'ouvrier qui est à la merci de son patron, ce n'est pas celui qui gagne beaucoup et qui économise; c'est au contraire celui qui n'a pas d'épargne et qui ne reçoit qu'un petit salaire. A ce dernier, il est impossible d'attendre; il faut qu'il mange et qu'il trouve à presque n'importe quelle condition l'emploi de ses bras. L'ouvrier qui peut discuter son salaire, qui pèse d'un certain poids dans le règlement de ses propres intérêts, c'est celui qui, ayant derrière lui ses économies, peut dire : « J'attendrai. »

Ceux qui me connaissent en savent assez sur moi, du reste, pour ne pas croire un seul instant que lorsque je dis que je voudrais voir l'ouvrier adopter le régime naturel ou végétarien, je ne le fais que pour voir l'ouvrier se contenter d'un maigre salaire et d'une nourriture insuffisante.

C'est tout le contraire. Je n'ai qu'un désir, désir ardent, je le proclame hautement, c'est de voir certains ouvriers et ouvrières gagner d'avantage, et d'aider nos pauvres travailleurs à augmenter leur somme de jouissance sur la terre, par tous les moyens en mon pouvoir.

A l'heure qu'il est, plusieurs millions de Français, petits employés, artisans et ouvriers, n'ont pas le moyen d'acheter de la viande. Ces gens se nourrissent d'aliments malsains qui ne renferment pas un cinquième de la nourriture qui leur est strictement nécessaire. Si je pouvais leur donner à tous de la viande, de bons *beafsteaks* (puisqu'il y en a qui aiment le *beafsteak*), je leur en donnerais volontiers; mes moyens, malheureusement, ne me le permettent pas.

Je crois cependant leur rendre service en leur indiquant tout au moins quels sont les aliments qui renferment plus de nourriture et sont plus sains et plus fortifiants que cette viande que leurs ressources ne leur permettent pas de se procurer.

Les résultats de cet enseignement seront que l'ouvrier pourra vivre d'une vie bien plus saine et bien plus digne, puisqu'il pourra, en raison de cette économie du régime végétal, consacrer davantage à son logement, à ses habillements, garder sa femme chez lui au lieu de l'envoyer travailler au dehors, comme c'est malheureusement si souvent le cas, et cela au grand détriment des enfants, et enfin, ce qui n'est pas à dédaigner, mettre de l'argent à la Caisse d'épargne.

Que l'ouvrier se tranquillise, du reste; malheureusement pour la Société végétarienne et pour moi, le végétarisme, en dépit des nombreux et énormes avantages qu'il offre,

ne sera jamais adopté que par une petite frac-
tion de la société, ou s'il l'est jamais d'une
façon générale, trop tard pour qu'il puisse
modifier en quoi que ce soit les salaires de
la génération actuelle. Il faut du temps à
une réforme comme celle-ci, une réforme
qui n'est rien moins qu'un changement de
pôle dans l'existence humaine.

Jusqu'à présent je me suis occupé surtout de l'alimentation. Je traiterai au fur
et à mesure toutes les questions qui les
touchent de si près. Mais, qu'on le sache
bien, on ne trouvera jamais, dans aucun
de mes ouvrages, une concession de ma
part à la popularité. Je dirai simplement et
franchement ce que je croirai être la vérité
pour les uns comme pour les autres. Je crois
que si nos hommes politiques en faisaient autant et s'abstenaient de flatteries et de men-
songes plus ou moins conscients, ce serait
déjà un grand pas de fait vers les solutions
pratiques. Quant à moi, je crois, je suis per-

suadé que la question sociale, spécialement l'éducation et l'économie politique, ne seront résolues qu'avec son concours.

Le végétarisme, on le voit, est une puissance avec laquelle médecins et hygiénistes devraient compter, et qui est appelée à renverser beaucoup de préjugés populaires et d'erreurs scientifiques.

Non, l'ennemi de l'ouvrier, ce n'est ni moi ni le végétarisme; l'ennemi, le voleur, le meurtrier de l'ouvrier et du pauvre, ce sont : l'ignorance, la maladie, le vice, la misère, l'absence ou l'excès de travail. La société doit donc employer contre eux toute sa volonté et toute sa puissance, et son intérêt est ici d'accord avec son devoir. Aujourd'hui, la cause de l'ouvrier est celle du pays. Chaque misère, chaque plainte méconnue, chaque bras sans travail est une menace, une souffrance, un danger pour tout le monde.

TANNEGUY DE WOGAN.

CHAPITRE PREMIER

QUE FAUT-IL MANGER?

> Laissez dire, laissez-vous blâmer, condamner,
> emprisonner, laissez-vous pendre, mais publiez
> votre pensée. Ce n'est pas un droit, c'est un
> devoir, étroite obligation de quiconque a une
> pensée, de la produire et mettre au jour pour le
> bien commun. La vérité est toute à tous. Ce que
> vous connaissez utile, bon à savoir pour un cha-
> cun, vous ne le pouvez taire en conscience. Jen-
> ner, qui trouva la vaccine, eût été un franc scé-
> lérat d'en garder une heure le secret; et comme
> il n'y a point d'homme qui ne croie ses idées
> utiles, il n'y en a point qui ne soit tenu de les
> communiquer et répandre par tous les moyens
> possibles. Parler est bien, écrire est mieux, impri-
> mer est excellente chose.
>
> Paul-Louis COURIER.

De la sobriété quantitative et de la sobriété qualitative. —
L'effet constitutionnel d'une nourriture animale est d'exciter
chez l'homme les instincts de la brute. — Noms des grands
hommes de tous les pays qui ont pratiqué le végétarisme.
— La structure des dents de l'homme, ses glandes salivaires, son appareil digestif, la composition du sang, démontrent
que le régime végétal est le seul qui lui convienne. — Ray,
Cuvier, Gassendi, Boussingault en faveur du régime végétal.
— Tables de la valeur nutritive comparée des diverses substances qui entrent dans la nourriture de l'homme. —
Table du professeur Mussa. — Quantité proportionnelle
de chaque principe qui doit entrer dans l'alimentation jour-
nalière de l'homme.

En ce qui concerne l'alimentation, on est
généralement d'accord sur le devoir de la

sobriété en tant qu'elle se rapporte à la quantité des matières nécessaires à une nutrition normale. C'est ce que nous appellerons la *sobriété quantitative*. Mais on diffère quant à la nature de l'alimentation, ce que nous appellerons la *sobriété qualitative*.

Deux systèmes diététiques, chacun d'eux aptes à soutenir en nous l'existence, sont offerts à notre choix, un régime végétal et un régime animal. L'homme a-t-il été constitué pour vivre exclusivement de l'un ou l'autre de ces régimes? S'il en est ainsi, lequel? Ou encore un régime mixte serait-il mieux adapté à développer toutes ses forces? Quelles sont les influences d'un régime exclusivement animal sur l'esprit et le corps de l'homme ? Quelles influences ce régime exerce-t-il sur le bonheur des humains? Quelles sont les influences d'un régime exclusivement végétal? Quelles sont les influences d'un régime mixte et d'un régime mélangé en des proportions diverses? Bref, que faut-il manger pour atteindre le plus haut degré de perfection et de jouissance? Quels sont les effets naturels, constitutionnels d'un régime végétal? Quels sont ceux d'un régime animal?

Je répondrai d'abord que l'effet constitutionnel d'une nourriture animale est d'exciter en nous les instincts de la brute. La nature animée, tout entière, et ce que nous savons de ceux qui nous ont précédés, notre expérience, sont là prêts à confirmer cette assertion. Les traits caractéristiques de tout carnivore sont la rapacité et la férocité. Ce sont les habitudes carnivores de ces animaux qui développent chez eux ces traits. Un régime animal tendra donc nécessairement à développer chez l'homme une férocité et une rapacité semblables, tandis qu'un régime végétal tendra au contraire à lui inculquer la docilité et la douceur. Nourrissez un chien de farineux seulement pendant quelques mois, vous augmenterez sa docilité ; ne lui donnez que de la viande crue, il deviendra féroce et dangereux. Un régime animal excitera ses instincts destructeurs, un régime farinacé les calmera et les domptera. N'a-t-on pas vu le tigre lui-même, pris jeune et nourri d'aliments farineux, devenir si traitable qu'on pouvait sans danger lui permettre de courir en liberté et sans muselière ?

De même qu'il en est pour les autres animaux, de même il en est pour l'homme, cet animal perfectionné.

Le fait que la férocité est nécessaire pour obtenir ce genre de nourriture vient confirmer encore davantage la doctrine qu'un régime animal alimente constitutionnellement la férocité. Les carnivores, en effet, ne pourraient, sans cette férocité, se procurer l'approvisionnement de nourriture animale qui leur est nécessaire. N'était-ce que pour cette férocité, ces griffes acérées, ces crocs recourbés et ces muscles puissants qui les adaptent si bien à fondre sur leur proie et à la dévorer, leur seraient aussi inutiles que le glaive à l'enfant qui dort. Que ferait, je vous le demande, un agneau avec des griffes et des crocs? La nature ne donne ces instruments de destruction qu'accompagnés d'instincts destructeurs proportionnés. L'instinct de la destruction et un régime animal se suivent aussi naturellement et aussi universellement que le feu la chaleur. S'il en était autrement, la nature ne serait pas en harmonie avec elle-même.

On sait, au reste, que la viande crue était un item important dans le régime des gladiateurs, on sait aussi que de nos jours les boxeurs anglais, pendant la période d'entraînement pour le *ring*, en mangent une grande quantité. Et cela se comprend, l'expérience enseigna de bonne heure à ces gens qu'il y avait dans la nourriture du tigre et du lion quelque chose qui éveillait chez l'homme les instincts féroces de ces bêtes de proie.

Théophraste, disciple de Platon, qui mourut à l'âge de cent sept ans, nous dit que l'excès de nourriture animale aura pour résultat d'alourdir l'esprit et de le pousser au paroxysme de la folie.

Zénon et plusieurs autres philosophes de l'antiquité, tous hommes dont on a loué hautement la pureté des mœurs et tous hommes de génie, se contentaient d'un régime composé de fruits et d'aliments farineux.

Le peintre Fuselli ne mangeait-il pas de la viande crue afin d'engendrer dans son imagination ces fantaisies horribles qu'il reproduisait ensuite si magistralement sur ses toiles? L'auteur des *Mystères d'Udolphe* en faisait autant.

C'était l'opinion de Byron qu'une nourriture animale avait pour effet de pousser les hommes à la guerre et au carnage.

Un autre écrivain éminent a fait la remarque qu'une nourriture végétale exerce une influence heureuse sur les facultés intellectuelles et tend à produire et à conserver une finesse de sentiment, une vivacité d'imagination et une pénétration de jugement qui ne sont que rarement le partage du *kréophage* ou mangeur de viande.

Mais c'est surtout dans l'histoire des ordres religieux et dans la vie des saints que nous trouverons les exemples les plus nombreux des avantages d'une vie abstème. Les premiers chrétiens suivirent fidèlement les enseignements du Christ et de ses apôtres. Ces anachorètes, ou membres d'ordres religieux, qui se retiraient dans les montagnes et les déserts pour se consacrer à la prière et à l'œuvre de charité, menaient une existence des plus simples et des plus austères qu'ils gagnaient à la sueur de leur front. Ces religieux atteignirent tous un âge avancé. Saint Aphraste, qui mourut 300 ans avant Jésus-Christ, ne mangeait de toute la journée qu'un peu de pain, et cela après le coucher du soleil seulement. Saint Sérapion

vivait à la même époque en Égypte, et avec
lui dix mille autres moines. Ces religieux
travaillaient la terre, **on** les payait avec le
produit du sol, une faible portion suffisait à
leur nourriture, le reste était consacré à des
œuvres de charité. Saint Hilarion vécut pendant six ans d'un régime composé de quinze
figues par jour, trois ans d'une pinte de
légumes par jour, trois ans de pain sec, et à
l'âge de soixante-quatre ans il ne mangeait
que 1 hectogr. 9 décagr. 2 gr. de pain par
jour; mais comme il commençait à ressentir
les approches de la vieillesse, il diminua
très-sagement ces quantités et se contenta
dès lors de 1 hectogr. 6 décagr. de nourriture par jour, jusqu'à ce qu'il eût atteint
l'âge de quatre-vingts ans, âge après lequel
1 hectogr. 2 décagr. 8 gr. seulement lui suffisait. Saint Antoine se nourrissait de pain
et d'eau; saint Grégoire de Nazianze, de
pain et d'herbes; saint Martin de Tours, de
racines et de plantes sauvages; saint Am-

broise, l'héroïque évêque de Milan, vécut dans une abstinence rigoureuse, la plupart du temps d'un seul repas par jour, composé d'un peu de pain et d'herbes. Un peu de pain d'orge et quelques haricots faisaient tous les frais du régime de sainte Geneviève. Saint Augustin, après sa conversion, se nourrissait d'herbes et de légumes. Saint David de Galles, qui fonda douze monastères, travaillait durement ainsi que ses moines, et pourtant une nourriture végétale leur suffisait amplement. Saint Benoît, le fondateur de l'ordre des Bénédictins, vivait de pain et d'eau. Saint Ulric, qui, lorsqu'il vint au monde, était d'une santé si délicate que ses parents s'attendaient à le voir mourir d'un jour à l'autre, débuta très-jeune dans la conventualité, y devint puissant, robuste, et vécut jusqu'à un âge avancé, quatre-vingts ans, je crois. Sa nourriture quotidienne se composait d'un seul repas de légumes. Le fameux saint Bernard se nourrissait d'un pain grossier qu'il arrosait d'eau. Saint Dominique, le fondateur de l'ordre des Dominicains, vécut dans une abstinence presque perpétuelle. Saint François, fondateur de l'ordre des Franciscains, observait huit carêmes par an, et vécut de tout temps d'un pain grossier et d'eau. Sainte Catherine de Sienne se nourrissait presque entièrement d'herbes, elle ne mangeait du pain que rarement. Saint Charles Borromée prêcha avec tant de zèle un régime simple comme une condition de santé et le moyen de guérir plusieurs maladies, qu'on qualifiait de remède du cardinal Borromée toute abstinence rigoureuse. Sa nourriture ordinaire se composait de pain et de châtaignes. Quand on lui reprochait de faire si maigre chère, il répondait : Les Chrysostome, les Basile et les Spiridion, quoique engagés dans les travaux les plus ardus, atteignirent tous un âge avancé, en dépit d'une abstinence des plus rigoureuses. Le régime de sainte Thérèse et de toutes les Carmélites

était végétal et des plus simples. Saint François Borgia, saint Philippe Néri, saint Jean-
François Régis, saint Alphonse Liguori, tous
hommes de talent et de génie, vécurent d'un
régime très-restreint, composé de pain, de
fruits et de légumes.

Les exemples que je viens de fournir et
une foule d'autres qu'on pourrait ajouter,
provenant d'hommes et de femmes de génie,
ont été suivis par des milliers d'individus,
et il a été remarqué que tous ces ordres religieux, dont quelques-uns même ont existé
pendant plus de mille ans, ont d'autant plus
prospéré et mieux rempli leurs devoirs envers Dieu et l'humanité, qu'ils ont mené la
vie d'austérité et de mortification, ou plutôt
de pureté et de modération prescrite dans
leurs statuts, et que d'autant qu'ils se sont
relâchés de l'observation de ces règles, d'autant plus rapide a été leur chute.

Quand les chrétiens et les missionnaires
chrétiens suivront les exemples de saint Domi-

nique, saint François, saint Jacques, saint Ignace de Loyola, saint François-Xavier, saint Charles Borromée, saint Vincent Ferrier, saint François Régis, ils accompliront leur tâche. Étrange vraiment, qu'en dépit de tous ces exemples, un superstitieux préjugé domine parmi nos ecclésiastiques, que la viande est un élément de nourriture important et essentiel, dont ce serait un grand malheur d'être privé, et que beaucoup croient dévotement que cette viande est, par excellence, le pain quotidien qu'ils demandent dans leurs prières, et sans laquelle il leur serait impossible de prêcher et de vivre dans ce monde mortel de chair et de sang!

On demandait un jour à un jeune homme pourquoi il avait adopté le végétarisme. Il répondit qu'il avait une grande tâche à accomplir en ce monde, et qu'il n'avait pas le droit de se rendre plus brute que son créateur ne l'avait fait.

C'était A. de Lamartine.

Shakespeare n'ignorait pas les effets avilissants d'une nourriture animale. N'a-t-il pas écrit quelque part :

Fat paunches have lean pates : and dainty bits
Make rich the ribs, but banker out the wits.

Socrate, Platon, Pythagore[1], Plaute, Pline, Cicéron et Porphyre (qui a écrit de longs volumes sur le végétarisme) furent des végétariens convaincus et vivaient très-modérément.

De même pour A. de Lamartine, Emmanuel Swedenborg, Abélard, Montaigne, Fénelon, Voltaire, Montesquieu, Mirabeau, Rousseau, Jean Paul, Schiller, Shopenhauer, Benjamin Franklin, Shelley, Wordsworth, etc., etc.

Le célèbre géographe français Élisée Reclus était végétarien. Richard Wagner l'é-

---

[1] Pythagore s'est marié à l'âge de soixante ans. Il eut sept enfants, et son plus jeune fils n'était pas encore adulte lorsque son père mourut à l'âge de quatre-vingt-dix-neuf ans, victime d'une révolution.

tait aussi. Le professeur Sibbermann et M. Richard Cortambert sont de chauds partisans du végétarisme.

Walter Scott a fait la remarque qu'il écrivait mieux lorsqu'il était à jeun.

Nos chirurgiens jeûnent avant toute opération importante.

Tous ces faits, ces exemples ne nous forcent-ils pas à cette conclusion, qu'une nourriture animale stimule en nous des propensions animales, rend l'homme moins viril et plus proche parent de la brute, et que ce régime ne peut, par conséquent, être le plus apte à développer en lui les grands buts intellectuels et moraux de son être?

Passons maintenant à d'autres considérations. La structure des dents de l'homme indique que son régime devrait être l'opposé de celui de ces animaux auxquels une nourriture animale est naturelle. Ces carnassiers, en effet, ont été pourvus de défenses crochues, plusieurs même d'énormes dimensions

et de grande force, à l'aide desquelles et de
leurs griffes ils sont à même de déchirer en
lambeaux cette chair, élément si nécessaire
de leur nourriture. L'homme n'a pas été
muni d'organes semblables ; ses dents diffèrent beaucoup de celles des carnivores. Les
canines elles-mêmes diffèrent à peine comme
longueur des incisives ou dents de devant,
et leur longueur ou leur forme, loin d'indiquer qu'elles soient faites pour déchirer la
chair, nous portent à les considérer plutôt
comme adaptées à opérer sur les substances
végétales ordinaires, et à les préparer à l'action des molaires, ces dernières, à leur tour,
servant à écraser la nourriture préalablement
à son passage final dans l'estomac.

« Mettez un homme dans son état naturel,
son costume primitif, privé de fusil et de
toute arme au milieu d'une forêt vierge.
Pourra-t-il lutter de rapidité avec les animaux, se précipiter sur eux, les déchirer
avec ses ongles et ses dents ? pourra-t-il mâ-

cher leur chair et broyer leurs os ? Certainement il fera comme ses plus proches parents
dans l'échelle animale, le gorille ou l'orang-
outang, il se servira de ses mains pour grim-
per sur les arbres et pour cueillir les fruits
délicieux que la nature y a mis en abondance
pour lui; il sera au contraire tout content
s'il n'est pas mangé lui-même : « O horreur !
« nous comparer au singe ! » s'écriera peut-
être quelque charmante lectrice, en lisant
ces lignes. Et pourquoi pas ? répondrons-
nous. Recherchons dans les animaux quels
sont ceux qui sont omnivores, car enfin il
faut bien nous rapporter aux animaux pour
voir ce qui nous convient, puisque nous
avons perdu l'instinct et qu'il n'y a pas deux
de nos savants qui soient d'accord sur ce
point. Demandez au reste à MM. les vivi-
secteurs ! Eh bien, le seul animal omnivore
que nous trouvons, c'est le cochon, qui par
sa structure (nous ne disons pas par sa manière de vivre) nous ressemble pourtant

bien peu. Et encore le cochon n'est-il pas si
« cochon » que ça en liberté ; il doit sa mauvaise réputation à nous qui l'avons fait ce
qu'il est. La comparaison nous paraît encore
moins flatteuse. »

Un examen des glandes salivaires nous
prouvera également qu'une nourriture végétale est la seule qui convienne à l'homme. Ces
glandes, en effet, ont été formées de façon à
pouvoir sécréter une grande quantité de
salive. Une quantité aussi considérable de
ce fluide important n'est pas nécessaire à
ceux de ces animaux qui se nourrissent de
chair, naturellement ; c'est pourquoi les
glandes salivaires des carnivores sont petites,
et la quantité de salive qu'elles sécrètent,
très-limitée. La différence en ce respect
entre l'homme et ces animaux ne nous indi-
que-t-elle pas clairement les différentes nour-
ritures qui leur conviennent ?

Aucune partie cependant de la structure
anatomique ne nous montrera aussi bien

cette différence que l'appareil digestif. Chez ceux de ces animaux pour lesquels la chair est un aliment naturel, le canal alimentaire est beaucoup plus court et beaucoup plus compliqué qu'il ne l'est chez l'homme et chez les animaux qui se nourrissent de végétaux. La structure de l'appareil digestif nous prouve donc également qu'un régime végétal est le seul qui soit vraiment adapté à l'être humain.

Les naturalistes, dit l'auteur d'une brochure publiée en Angleterre : *The proper food of man,* ont établi comme règle générale que le canal alimentaire des herbivores était de beaucoup plus long que celui des carnivores. Chez les carnivores, ce canal a, d'habitude, une longueur égale à huit fois celle du corps. Chez les herbivores, il est de huit à vingt-huit fois cette longueur. On prend invariablement mesure du bout du museau à l'extrémité de l'épine dorsale. Quelque étrange que cela puisse paraître,

c'est là une règle que les défenseurs du
régime animal semblent toujours ignorer
lorsqu'ils prennent la mesure de l'homme.
Pour lui, la mesure se prend du sommet de
la tête au bas du talon. Si la mesure de
l'homme est prise ainsi qu'elle doit l'être, on
reconnaîtra que le canal alimentaire a chez
lui une longueur égale à dix ou douze fois la
longueur de son corps. L'homme ainsi mesuré
se trouve tout de suite placé dans la catégorie des animaux qui se nourrissent exclusivement de végétaux. Il est triste vraiment
de voir des hommes de science obligés d'a-
voir recours à des moyens aussi déloyaux
pour défendre leurs théories.

Les opinions de Linné, du baron Cuvier,
de Gassendi, de Ray, le botaniste, de Boussingault et de plusieurs autres naturalistes
et chimistes, pourraient être citées à l'appui
des miennes.

Nous trouverons des preuves encore dans
la constitution du sang dont la composition

nous indique et nous révèle les éléments qui sont nécessaires à sa formation. Ces éléments abondent dans le règne végétal.

Deux substances, nous dit Liebig, qui sont les éléments principaux du sang, méritent une attention spéciale : la fibrine et l'albumine. Ces produits importants se trouvent en abondance dans la semence de différentes graines, telles que pois, lentilles, haricots, ainsi que dans les racines et le jus des légumes. Les légumes produisent dans leur organisme le sang de tous les animaux ; car les carnivores, en consommant le sang et la chair des graminivores, ne consomment, à vrai dire, que les principes végétaux qui ont servi à la nourriture de ces derniers. La fibrine végétale et l'albumine prennent, dans l'estomac des herbivores, la même forme que la fibrine animale et l'albumine dans celui des carnivores. Le grain et les autres végétaux nutritifs fournissent non-seulement dans l'amidon, le sucre et la gomme, le carbone qui protége notre corps contre l'action de l'oxygène et produit dans l'organisme cette chaleur qui est essentielle à la vie, mais aussi sous la forme de fibrine végétale, d'albumine et de caséine, le sang, à l'aide duquel se développent toutes les autres parties du corps.

Les chiffres suivants que j'extrais de la savante thèse de madame Kingsford, docteur en médecine de la Faculté de Paris et membre de la Société végétarienne, démontrent la composition des diverses substances alimentaires les plus en usage, animales et végétales, ainsi que la valeur nutritive comparée de ces diverses substances. Les analyses sont celles des docteurs Pavy, Churchwood, Knopp, Payen, Fresenius et Letheby[1].

---

[1] Je dois à la thèse du Dr Kingsford plusieurs renseignements précieux. J'en dirai autant des ouvrages de M. William Couchman et de M. Raoux, l'éminent professeur de Lausanne, et des autres ouvrages anglais et allemands déjà cités dans le *Moyen de vivre pour dix sous par jour.*

PAR 100 PARTIES

	Matière azotée.	Hydrocarbones.	Sels.	Eau.
Bœuf sans graisse...	19.3	3.6	5.1	72.0
Bœuf gras.........	14 8	29.8	4.4	51.0
Mouton sans graisse.	18.3	4.9	4.8	72.0
Mouton gras.......	12.4	31.1	3.5	53.0
Veau	16.5	15.8	4.7	63.0
Porc gras.........	9.8	48.9	2.3	39.0
Jambon séché.. ...	8.8	73.3	2.9	15.0
Tripes............	13.2	16.4	2.4	68.0
Poisson blanc......	18.1	2.9	1.0	78.0
Poisson rouge (saumon)............	16.1	5.5	1.4	77.0
Huitres	14.010	1.515	2.695	80.385
Moules............	11.72	2.42	2.73	75.74
Blanc d'œuf.......	20.4	»	1.6	78.0
Jaune d'œuf	16.0	30.7	1.3	52.0
Lait vache { Lactine 5.2 }	4.1	3.9	0.8	86.0
Crème.... { Lactine 2.8 }	2.7	26.7	1.8	66.0
Beurre............	»	83.0	2.0	15.0
Fromage Gruyère...	31 5	24.0	3.0	40.0
— Roquefort .	26.52	30.14	5.07	34.55
— Hollandais.	29.43	27.54	»	36.10
— Chester....	25.99	26.34	4.16	33.92
— Parmesan..	44.08	15.95	5.72	27.56

Par 100 PARTIES.

	Carbohydrates.	Matière azotée.	Hydrocarbones.	Sels.	Eau.
Fèves.........	55.86	30.08	2.0	3.65	8.40
Haricots blancs.	55.7	25.5	2.8	3.2	9.9
Pois (secs).....	58.7	23.8	2.1	2.1	8.3
Lentilles.......	56.0	25.2	2.6	2.3	11.5
Pommes de terre.	21.9	2.50	0.11	1.26	74.0

Truffes noires..	16 (?)	8.775	8.560	2.070	72.0
Champignons ...	3 (?)	4.680	0 396	0.458	91.010
Carottes........	14.5	1.3	0.2	1.0	83.0
Panais.........	14.14	1.1	0.5	0.1	82.0
Navets.........	7.2	1.2	»	0.6	91.0
Choux.........	5.8	2.0	0.5	0.7	91.0
Arrowroot.....	82.0	»	»	»	18.0

Les céréales sur la table suivante sont à
l'*état sec;* ajouter 11 à 18 p. 100 d'eau à
l'état frais.

PAR 100 PARTIES

	Carbo-hydrates.	Matière azotée.	Hydro-carbone.	Sels.	Eau.
Blé du Sud....	67.112	22.75	2.61	3.02	»
Blé ordinaire...	77.05	15.25	1.95	2.75	»
Gruau.........	63.8	12.6	5 6	3.0	15.0
Farine d'orge ..	74.3	6.3	2.4	2.0	15.0
Orge (l'état sec).	76.43	12.96	2.76	3.10	»
Seigle (l'état sec)	78.155	12.50	2.25	2.60	»
Farine de seigle.	73.2	8.0	2.0	1.8	15.0
Farine de maïs. Polenta. Tortilla.........	65.1	11.1	8.1	1.7	14.9
Riz (l'état sec)..	89.55	7.55	0.80	0.90	»
Sarrasin.......	64.90	13 10	3.0	0.50	13.0
Figues sèches...	65.9	6.1	0.9	2.3	17.5
Dattes.........	65.3	6.6	0.2	1.6	20.8
Noix (décortiq.)	8.9	12.5	31.6	1.7	44.5
Avelines.......	11.1	8.4	28.5	1.5	48.0
Noisettes (décortiquées)...	11.7	24.5	50.0	1.8	7.5
Cocos.........	8.1	5.5	35.9	1.0	46.6
Marrons frais décortiqués...	42.07	3.0	2.5	1.8	49.2
Bananes.......	19 (?)	4.820	0.632	0.791	73.90

Quant aux fruits frais, tels que drupes, baies, etc., ils contiennent une proportion très-grande de carbo-hydrates, acides végétaux, sels et eau.

« Il est donc clairement démontré, non-seulement que les substances végétales renferment tous les aliments nécessaires à la nutrition et à la production de la force et de la chaleur, mais qu'elles en contiennent plus que les substances animales. Par exemple, les pois, les fèves, les haricots, renferment de 23 à 30 0/0 de matière protéique, 55 à 58 d'amidon, 3 environ de sels, tandis que les viandes renferment de 8 à 19 de matière protéique et point d'amidon. En revanche, ces dernières renferment beaucoup plus de corps gras, mais l'usage des huiles végétales et des noix compense abondamment cette différence. Un coup d'œil jeté sur ces tables démontre de plus que non-seulement les produits exclusivement végétaux pris en totalité l'emportent en valeur nutritive et dynamique sur les animaux pris en totalité, mais que les premiers renferment aussi toute une classe de principes qui n'existent pas dans la composition des derniers : ce sont les carbo-hydrates. »

Nous empruntons à l'excellente brochure du professeur Mussa le tableau suivant, qui attirera l'attention sur une substance importante pour le système nerveux et pour ses manifestations psychologiques.

ACIDE PHOSPHORIQUE CONTENU DANS 100 PARTIES

d'aliments d'origine animale :		*d'aliments d'origine végétale :*	
Chair de porc.......	0,50	Graines de fèves.....	1,00
» de hareng.....		» de pois......	1,00
» de veau	0,45	» de seigle.....	0,94
Fromage maigre.....		» de froment...	0,92
Chair de mouton.....	0,44	Carottes	0,69
» de gibier		Maïs.............	0,68
» de poule......	0,40	Patates	0,65
» de pigeon.....		Haricots...........	0,52
» de canard.....		Lentilles...........	0,52
» de bœuf gras...	0,35	Fleur de farine......	0,45
		Riz décortiqué.......	0,20

On voit par ce tableau que la nourriture végétale est environ *deux fois plus riche en phosphore* que la nourriture animale, et que le *pain naturel* en contient aussi deux fois plus que le pain blanc.

La première renferme aussi beaucoup plus de *fer* que la seconde, et possède des substances indispensables à la vie qui font entièrement défaut dans la nourriture animale.

CHAPITRE II

LES ENSEIGNEMENTS DE L'EXPÉRIENCE

L'expérience, la preuve irrécusable obtenue par l'essai,
démontre qu'un régime végétal est celui qui convient le
mieux à l'homme. — Ce que mange le paysan. — Le docteur Guy, médecin en chef de la prison de Millbank
(Londres), sur les réformes à introduire dans l'alimentation
des prisonniers. — La plupart des grands et des forts de
notre race ont été et sont de nos jours encore végétariens.
— La cruauté que l'on exerce dans l'abatage des animaux,
pour une nourriture superflue, un argument de plus contre
l'usage de la viande.

L'expérience, la preuve irrécusable obtenue par l'essai qu'un régime végétal est celui
qui convient le mieux à l'homme, fournira
une quatrième phase à mon argument.

Demandez à l'homme des champs combien
de grammes de viande il consomme par
semaine.

Chacun sait que la nourriture animale
n'entre dans son régime que dans des proportions insignifiantes. Il nous faut donc

conclure que nos paysans tirent leurs forces presque entièrement du règne végétal; et, à moins que l'on ne prouve que nos paysans sont moins robustes que les ouvriers des villes qui consomment souvent, même chaque jour, une grande quantité de viande, l'argument en faveur du régime mixte devient, il faut en convenir, de peu de poids. Nul doute, on nous concédera que cette partie de la population qui est engagée dans les manufactures et le commerce consomme une plus grande proportion de nourriture animale que la population agricole, et il ne serait que juste de supposer que part faite à un air impur, à l'étranglement des habitations et autres circonstances défavorables (en admettant comme correcte la théorie du régime mixte), les statistiques nous démontreraient que la vie humaine est plus favorisée dans les villes. Mais ces statistiques nous prouvent au contraire que la mortalité parmi les classes ouvrières dans les villes est énorme en comparaison de celle des gens qui vivent de la vie et du travail des champs.

Il y a quelques mois, comme je désirais avoir l'opinion des paysans sur la valeur de la viande de boucherie chère comme nourriture, je ne manquais pas, lorsque je venais à rencontrer quelque paysan intelligent, de le questionner à ce sujet. Il m'était répondu généralement qu'on aurait bien voulu pouvoir s'en procurer davantage, mais qu'on ne considérait pas la viande comme un aliment essentiel à l'entretien de la force et de la santé. C'était dans les départements où l'on consomme le moins de viande, que l'on me faisait cette réponse le plus souvent. Certaines familles n'en mangeaient qu'au repas du dimanche; d'autres n'en avaient qu'une demi-livre par mois; d'autres, trois livres; d'autres, cinq livres par mois, une livre par mois, six fois par an, quelquefois; et il y en avait beaucoup qui ne s'en procuraient qu'aux jours de foire ou seulement aux deux fêtes principales de l'année. Ces pauvres travailleurs aimaient la viande, et auraient voulu pouvoir s'en procurer davantage ; mais ils avaient assez de bon sens cependant pour reconnaître que cet aliment n'était pas nécessaire à l'entretien de la santé et des forces.

Le docteur H. A. Guy, professeur de médecine à King's College (Londres), médecin en chef de la prison de Millbank, a publié dernièrement dans le journal de la Société anglaise de statistique, et sur le régime des prisonniers, un article très-profond, au cours duquel, et après avoir cité un certain nombre de prisons anglaises où la viande a été exclue du régime des prisonniers, il s'exprime en ces termes : « Je n'éprouve aucune hésitation à me déclarer en faveur d'un régime purement végétal. Il n'y a pas de doute que des personnes nourries de lait et de farineux conserveront à l'aide de ce régime la santé et l'aptitude au travail, et ce serait sans hésitation que je prescrirais pour tous prisonniers condamnés à des termes d'emprisonnement variant entre six et douze mois, un régime composé uniquement de pommes de terre et de pain. Je considère les expériences qui viennent d'avoir lieu à la maison de correction de Devizes, à Stratford et à Glascow comme une justification complète de mon assertion. »

Renvoyé aux médecins en chef de nos prisons françaises.

La plupart des grands et des forts de notre race, du reste, ont été végétariens, et ils le sont encore de nos jours.

Cyrus, le grand conquérant perse, vécut de légumes seulement dès sa plus tendre jeunesse; l'eau était son unique boisson, et les soldats les meilleurs et les plus robustes de ses armées suivaient, dit-on, le même régime.

Un régime des plus simples suffit pour soutenir la force et le courage; il faut autre chose pour exciter la férocité.

Les Spartiates, ce peuple si vaillant, qui ne se nourrissait que de pain noir et de légumes, étaient végétariens.

Les Égyptiens ne permettent pas l'abatage des animaux pour la nourriture. Ils sont loin, cependant, d'être une race faible. Les ruines de leurs cités et la solidité de leurs pyramides sont de nos jours encore un sujet d'admiration pour le monde entier.

Les brahmes, une des races les plus belles et les plus intelligentes de l'Inde, se sont religieusement abstenus de toute nourriture animale pendant des siècles, et cependant ils n'ont dégénéré ni en stature, ni en force morale ou physique.

Les Romains étaient, au temps de leurs conquêtes, un peuple abstème. C'est en vain que l'on chercherait dans leurs livres sur l'agriculture une allusion même à du bétail nourri au fourrage pour la boucherie. On se contentait de leur faire labourer le sol, et le bouvier n'aurait pas plus songé à manger ses compagnons de travail que leur harnais.

Nous lisons, il est vrai, que les patriciens avaient des volières, et qu'ils aimaient à manger, de temps en temps, un petit oiseau bien gras, ou encore qu'ils avaient des piscines, afin de pouvoir varier quelquefois leur régime avec du poisson ; mais les masses pratiquaient le végétarisme et s'en glorifiaient. Lorsque nous pratiquons des fouilles dans les ruines de leurs pharmacies, nous voyons que leurs docteurs et leurs charlatans avaient des remèdes et des panacées contre les maux d'yeux, mais rien de plus. Plus tard les Romains adoptèrent le régime animal. Ce fut alors que commença leur décadence.

Passons des temps reculés aux modernes, nous verrons que les classes laborieuses du monde, celles qui accomplissent la plus forte part de ses travaux les plus durs, se nourrissent presque exclusivement d'un régime végétal.

Il est, à l'ouest de l'Inde, une caste d'Hindous, les Pattamars, dont la seule occupation est le transport des lettres et des dépêches pour le gouvernement anglais. Ces gens accomplissent à pied des trajets énormes, si l'on considère le peu de temps qu'il leur faut pour parcourir les distances et le peu de nourriture qui leur suffit pendant leurs voyages. On les a vus faire soixante-douze kilomètres par jour pendant un mois, sans désemparer, de Calcutta à Bombay. Ils sont grands d'habitude, leur taille varie de cinq pieds et demi à six pieds trois quarts. Ils ne mangent que du riz. Les habitants de l'Himalaya, qui se nourrissent aussi de riz, sont un peuple d'Hercules.

Parmi les médecins, beaucoup croient le régime végétarien bon, mais impraticable dans leur pays. Ainsi un médecin russe disait que ce régime pourrait être bon en Allemagne, mais qu'il ne valait rien en Russie : un Allemand trouvait qu'il convenait mieux à la France qu'à l'Allemagne; en France on a prétendu que c'est un régime pour les pays méridionaux; et si l'on cite les Hindous, les Chinois, les Japonais, certaines tribus de nègres, etc., tous s'écrient : Passe pour ces pays-là, mais chez nous c'est impossible.

En Europe, les classes laborieuses se nourrissent principalement de végétaux, et cela presque dans tous les climats, depuis la riante et chaude Espagne jusqu'en Russie, ce pays des frimas. Le régime du paysan russe est végétal et des plus simples. Combien de fois, pourtant, nos capitaines de navires n'ont-ils pas rendu témoignage à la force du marin russe? Ces gens travaillent pendant seize ou dix-huit heures par jour; leur force, leur activité, même à l'âge de quatre-vingts et de quatre-vingt-dix ans, dépassent de beaucoup celle des matelots américains. (Bremmer et le capitaine Howland.)

Le Norwégien se nourrit de pain de seigle, de lait et de froment. Nulle part au monde cependant voit-on de cas de longévité aussi nombreux qu'en Norwége. Les charretiers norwégiens franchissent aisément et sans se fatiguer, en courant, une distance de trois à quatre lieues à côté des charrettes qu'occupent les touristes. (Docteur Capell Brooke.)

Les Lapons, en dépit de leur régime animal, sont petits et frêles, tandis que les Finlandais, qui habitent le même climat et se nourrissent des produits du sol principalement, sont grands et robustes comme les Suédois et les Norwégiens.

Les porteurs d'eau et les bateliers de Constantinople, ces derniers les premiers rameurs du monde, et pour ce qui est du développement physique, les plus beaux hommes que l'on puisse voir en Europe, se nourrissent de pain, de concombres, de cerises, de figues et de dattes, d'un peu de poisson, mais rarement. L'eau pure est leur seule boisson d'un bout de l'an à l'autre.

Le journal allemand *Berliner Blätter* racontait dans un de ses récents numéros que

les habitants des montagnes des Géants —
montagnes qui séparent la Silésie de la Bo-
hême — sont des végétariens. Le docteur
Adam, médecin de Flinsberg-les-Bains, dit à
ce propos : « Ce sont des gens robustes,
brunis par l'air et le soleil. Leur nourriture
se compose ordinairement de végétaux, de
lait, de beurre et de fromage; la viande ne se
voit sur leur table que les jours de grandes
fêtes. Les femmes apportent sur leur dos les
vivres, achetés à Flinsberg, et gravissent
avec un fardeau de vingt-cinq kilogrammes
en moyenne les hauteurs escarpées de cette
montagne; car les montagnards en question
demeurent au milieu de la forêt à une hauteur de plus de trois mille pieds. Ces gens
ne se dorlotent pas; ils sont habitués dès
l'enfance au temps âpre et changeant de
leurs montagnes. Les enfants vont nu-pieds
et en manches de chemise; souvent on les
voit sans culottes. Même en hiver, personne
n'hésite à marcher dans la neige pieds nus

et légèrement vêtu, pour se rendre chez un voisin. La mortalité, il est vrai, est grande dans le bas âge, mais ceux qui franchissent les premiers mois de vie deviennent très-âgés : des vieillards de quatre-vingt-dix et même cent ans ne sont pas rares chez eux. »

Les paysans de la Hongrie et de la Pologne sont des hommes énergiques, puissants. Les luttes sanglantes qu'ils ont soutenues pour le maintien de leur indépendance, sont une preuve de leur bravoure et de leur grand courage. Ces gens pourtant ne mangent que du pain, des pommes de terre et du gruau d'avoine. Madame Kingsford, dans sa thèse *De l'alimentation végétale chez l'homme*, citant les soldats polonais qui servirent sous Napoléon Ier, et qui firent souvent des marches de plus de douze lieues par jour, la veille d'une bataille, assure que ces gens ne vivaient que de pain de gruau et de quelques légumes.

Les paysans de la Suisse sont très-robustes. Ils ne mangent guère que du pain, du beurre et du fromage.

En Grèce, les bateliers et les hommes de peine qui travaillent dans des chantiers de construction, déjeunent ou dînent avec un morceau de pain bis, des figues et quelques raisins, et pourtant il n'y a pas en Europe un peuple plus athlétique, plus gracieux, plus actif que le peuple grec.

Le muletier espagnol suivra à pied pendant un trajet de quarante à cinquante kilomètres la mule ou la voiture du voyageur. Des oignons crus ou de l'ail et du pain feront le menu de ses repas pendant toute la durée du trajet. Les porteurs maures et ceux qui travaillent à bord des bâtiments en Espagne sont des hommes d'une grande force musculaire ; leurs repas ne consistent que d'un morceau de pain grossier et de quelques raisins ou dattes.

Le voyageur Wood raconte dans son ouvrage sur les découvertes à Éphèse, qu'il a vu des paysans à Smyrne porter sur le dos des balles qui ne pesaient pas moins de huit cents livres. Ces hommes sont tous nourris de pain noir et de légumes.

En Écosse, les paysans ne mangent que peu de viande. Leurs repas consistent d'habitude de *porridge,* de *brose* et de galettes de farine d'avoine, et pourtant, nulle part dans l'empire britannique on ne voit de plus beaux hommes que les *highlanders* écossais.

Les Irlandais qui vivent de pommes de terre, de lait et de légumes sont forts et bien découplés.

Nos gars bretons enfin, en dépit de leur régime de bouillie de blé noir, de galette et de lait caillé, sont forts comme leurs *penbas*[1].

Avec de tels faits à l'appui de ma thèse, l'ar-

---

[1] Pendant mon voyage à la pagaye dans le canot en papier *le Qui-vive,* de Paris au golfe du Lion (1,200 kilomètres), voyage que j'ai terminé tout dernièrement et qui a été raconté déjà, par moi, dans mes conférences à la salle des Capucines, et par le *Figaro* ainsi que d'autres journaux, je vivais en végétarien. C'est à ma nourriture végétarienne que je dois d'avoir pu terminer heureusement ce voyage très-fatigant.

gument fourni par l'expérience qu'un régime
végétal est le meilleur pour l'homme, n'a-t-il
pas quelques droits à notre considération?

Nous trouverons un nouvel argument
contre un régime animal dans la cruauté que
l'on exerce dans l'abatage des animaux,
cruauté que nous ne pouvons infliger que
par nécessité ou simplement de gaieté de
cœur. Certes, ce ne peut être la meilleure
nourriture que celle dont l'obtention néces-
site la cruauté sous quelque forme que ce
soit. Pourquoi nos charmantes mangeuses
de viande ne se rendent-elles pas à nos marchés, à nos abattoirs? Elles y verraient les
cruautés que l'on y pratique journellement.
Pourquoi nous les cache-t-on, ces cruautés?
Et pourtant, toutes ces horreurs pratiquées
sur de pauvres bêtes sans défense ne sont
que les conséquences naturelles d'une nourriture animale.

Écoutez les gémissements de ces malheu-
reuses bêtes sur le chemin qui mène de la

ferme à l'abattoir, remarquez cette expression de terreur et d'agonie empreinte dans leurs regards, assistez à ces efforts désespérés, écoutez les beuglements frénétiques du taureau que l'on entraîne vers l'anneau fatal, et dites-nous ensuite si l'abatage des animaux, pour se procurer un aliment superflu, n'est pas un outrage à l'humanité, et à tout sentiment de justice.

Dieu n'a pas créé l'homme pour qu'il soit un animal carnassier, souillant ses mains du sang de ceux qui partagent son existence, qu'ils soient de son espèce ou d'une autre. S'il en est ainsi, il en résulte que le mangeur de viande occupe dans l'échelle des êtres un degré moins élevé que celui que son créateur a voulu le voir occuper.

Il est, en ce qui est de la nourriture du moins, déchu du rang occupé par plusieurs de ces animaux plus nobles qui, mus par l'instinct, choisissent leur nourriture sur cette table de festin immaculée que la nature a dressée devant eux de ses mains généreuses. L'homme, ce chef-d'œuvre de la création, le parangon des animaux, créé parfait et bon, est devenu un tyran, une bête de proie sanguinaire et vorace qui tue et se repaît de tout ce qui rampe sur la terre, tout ce qui vole dans les airs, tout ce qui nage dans les eaux.

CHAPITRE III

L'INSALUBRITÉ DU RÉGIME ANIMAL

Ce que deviennent les carcasses des 1,500,000 à 2,000,000 de têtes de bétail que les épidémies nous enlèvent chaque année. — Un truc de boucher inédit. — Gare aux saucisses! — L'anthrax, le ténia, chez les porcs et chez les vaches suisses. L'apoplexie splénique. — Personnes mortes subitement après avoir mangé une côtelette. — Cause de leur mort. — Découverte des alcaloïdes des cadavres. — Sur la méthode cruelle d'engraissement adoptée maintenant par nos éleveurs. — Le magnifique bœuf gras de notre carnaval est une misérable bête qui est bien, bien malade. — Poissons vénéneux. — Ce que prouve la marque noire que nous remarquons au cou d'une femme, là où la chaine d'or ou le médaillon ont porté. — L'éminent docteur Pavy en faveur du végétarisme. — Un étrange remède pour la guérison de la petite vérole. — Au lieu d'intéresser les médecins à la santé publique, en les faisant rétribuer par l'Etat, nous les intéressons au contraire à la multiplication et à la durée des maladies. — L'alcoolisme, un des effets indirects les plus communs de la kréophagie. — Le seul remède de l'alcoolisme. — Curieuse expérience faite à l'abattoir de Grenelle sur des porcs enivrés avec diverses sortes de liqueurs. — Maladies dont l'adoption générale du végétarisme nous débarrasserait à jamais.

L'insalubrité d'un régime animal, le danger positif de ce genre de nourriture pour l'homme, nous fournira encore un argument contre l'usage de la viande.

Les épidémies nous enlèvent chaque année de un million cinq cent mille à deux millions de têtes de bétail.

Que deviennent toutes ces carcasses?

Les bouchers en achètent un cinquième au moins, le public en consomme la majeure partie, le reste va engraisser, ou pour mieux dire, empoisonner nos porcs.

Peu de personnes se doutent de l'infâme trafic auquel certains industriels se livrent à l'aide de cet article, la viande des animaux qui sont morts de maladie. Beaucoup de ces bouchers, je le crois, ignorent souvent eux-mêmes la nature virulente du poison qu'ils détaillent au public. Souvent, en effet, chez ces animaux qui ont succombé à la pleuro-pneumonie par exemple, il n'y a que les poumons qui portent des traces externes d'infection, et ces viscères retirés, la fibre musculaire reste malsaine, et jusqu'à un certain point vénéneuse, mais peu changée en apparence. Les bouchers pourtant ne sont pas toujours aussi innocents. Il est en honneur de par le monde de la boucherie certain procédé très-ingénieux que l'on pourrait appeler le vernissage des carcasses, et qui permet de donner à une viande pauvre et malsaine l'apparence de celle qui provient d'un animal gras et fort. Le truc vaut la peine d'être décrit. Un boucher se trouve-t-il avoir un certain nombre d'animaux malades et étiques dont il désire se défaire avec profit, il les fait abattre, et en même temps qu'eux, un animal bien gras, bien sain. L'opération du dépeçage terminée, on frotte la viande malade avec la graisse de l'animal bien portant, et, afin de bien répartir cette graisse partout et de donner ainsi à cette pourriture un vernis artificiel et une apparence de viande riche, on la recouvre pendant quelques instants de linges chauffés, et le tour est joué.

Quelque malades qu'aient été les animaux, on trouve toujours moyen de tirer profit de leur viande. On la donne aux porcs, ou bien encore on l'envoie chez le marchand de saucisses. Rien n'arrête les fabricants de ces atroces mixtures. On a vu apprêter des carcasses pour la vente à l'étal, et des parties de ces carcasses passer à l'état de chair à saucisses, lorsque les animaux avaient succombé à des affections thoraciques si avancées que des litres d'un liquide fétide avaient dû être retirés des sacs pleuraux, et que de gros abcès recouvraient déjà les poumons.

Une des maladies les plus pestilentielles qui attaquent le bétail, c'est l'anthrax charbonneux, une maladie du sang qui se présente sous la forme d'abcès, de charbon et de complications de gangrène. On trouvera moyen de faufiler sur l'étal même les animaux qui meurent de ces maladies dégoûtantes. Il a été prouvé que les porcs que l'on a nourris de cette chair pestiférée n'ont pas tardé à se couvrir d'éruptions de carboncle, et il n'y a aucun doute que les nombreux cas d'éruptions de carboncle que l'on a observés chez l'homme pendant les vingt dernières années proviennent de la consommation de cette catégorie de viande malsaine.

Une des maladies que l'on rencontre le plus souvent parmi le bétail, c'est le ver solitaire chez les porcs et chez les vaches suisses. On donne quelquefois à cette maladie le nom de rougeole, mais c'est à tort, vu que la rougeole n'est rien moins que la larve du ver solitaire.

Ce n'est pas exagérer de dire que pour chaque porc atteint du ténia une personne au moins devient victime de cette maladie. De là ces exemples si nombreux de la présence de ce parasite dans les intestins de l'homme. On s'est longtemps demandé comment les larves du ténia pouvaient entrer en vie dans l'estomac humain, vu qu'elles succombent généralement dans l'opération de la cuisson; mais il est à peu près certain que l'opération de la salaison et du fumage du lard et du jambon ne réussit pas toujours à les exterminer, et que c'est à ces causes qu'il faut attribuer leur présence dans le corps humain.

Beaucoup des maladies les plus infectes sont soudaines et ne produisent que peu de changement dans la couleur et la texture de l'appareil musculaire. Un superbe taureau, à la viande vermeille, peut être mort d'une attaque d'apoplexie splénique, ou encore avoir été abattu, *pro forma,* juste au moment où il allait mourir. Retirez la rate, la carcasse est saine en apparence. Et pourtant, on voit porcs et chiens mourir, rien que pour avoir mangé, même après cuisson, de cette nourriture contaminée.

Nous avons tous entendu parler de personnes mortes, subitement empoisonnées,

après avoir mangé une côtelette. On a attri-
bué ces excentricités diététiques à quelque
idiosyncrasie de l'individu. Il n'y a aucun
doute cependant que c'est à l'action sur
l'estomac de la viande de mouton empoi-
sonnée par la maladie que l'accident était dû.

Et l'*altération putride* : cette forme
d'empoisonnement, qui a été observée il y
a longtemps déjà, n'a été bien appréciée dans
sa cause que depuis la découverte récente
des alcaloïdes des cadavres. Elle est fort
redoutable. Une oie farcie rendit malades
toutes les personnes qui en mangèrent, et
l'une d'elles en mourut. Et la même *pto-
maïne (alcaloïde des cadavres*) fut trouvée
dans l'oie et dans le cadavre (*Boutmy*). On
en a rencontré dans le corps des animaux
surmenés (*Lussána*), dans la charcuterie ava-
riée en Allemagne. On leur attribue rétro-
spectivement les accidents causés quelquefois
par la viande de boucherie (*Colin, Bou-
ley*), par les poissons des *mers tropicales*

encore tout frais (*Leroy de Méricourt*).

Une des causes majeures qui tendent à augmenter encore les effets pernicieux de la viande sur l'organisme humain, on la trouvera dans la méthode cruelle d'engraissement adoptée maintenant par beaucoup de nos éleveurs.

Un concours d'animaux gras est-il annoncé, tout de suite on se met à doser les pauvres bêtes qui doivent s'en disputer les honneurs, avec une foule de substances carbonacées, alors qu'on leur donne déjà du fourrage, et qu'elles sont privées de tout exercice. Le résultat ne se fait point attendre; on ne tarde pas à produire une masse informe, que le boucher, extasié, qualifie de bête superbe, et à l'heureux possesseur de laquelle le jury croit devoir décerner une récompense importante. Mais, en réalité, ces bêtes superbes sont toutes plus ou moins malades, par suite de cette nourriture excessive composée d'aliments stimulants qu'on leur a infligée. Nous avons déjà eu occasion de voir parmi le bétail de ces épidémies où le sang de l'animal a été empoisonné par suite de la grande quantité de carbone qu'on lui a fait absorber dans sa nourriture. La chair et la graisse augmentent, cette dernière surtout, d'une façon remarquable, et l'éleveur réalise de grands profits. Il est loin cependant d'en être de même pour le consommateur. Ce magnifique bœuf gras de notre carnaval, ce monitor qui succombe sous le poids de la graisse, des rubans et des honneurs, n'est en somme qu'une pauvre malheureuse bête qui est bien, bien malade. Suivez-le à l'abattoir, examinez-le mort, et vous reconnaîtrez qu'il a le cœur affecté de dégénérescence graisseuse, un mal qui, parmi ces classes aisées qui sacrifient leur estomac aux plaisirs de la table, et qui négligent les exercices du corps, qui seuls peuvent sauvegarder l'individu de ces maladies, est aussi commun chez les hommes que chez le bétail.

En effet, le cœur ainsi atteint, la circulation tout entière se trouve dérangée, et certes on ne peut dire que l'animal est bien portant. Il y a donc tout lieu de placer pareille viande dans la catégorie des aliments falsifiés. S'il est triste de savoir que notre pain est adultéré au cours de sa manipulation par l'homme, il sera certes plus triste encore de découvrir que de pauvres bêtes sont condamnées à une sophistication semblable, sophistication dont les seuls résultats sont de les faire souffrir pendant toute leur vie et de les transformer ensuite en une cause de maladies et de mort ; mais ce qui est monstrueux, ce qui passe tout, c'est de voir une association gigantesque ayant ducs et marquis pour présidents et des experts pour juges, choisir ces bêtes informes, apoplectiques et pléthoriques, comme des modèles d'élevage, comme le criterium de la bonne viande, comme un exemple enfin à être imité par tous les éleveurs ambitieux du pays.

Ah! si seulement nos agriculteurs pouvaient se douter des pertes incalculables que leur cause la manière traditionnelle de changer l'herbe, les grains, les pommes de terre, etc., en chair animale! Un dixième de leur travail et de leurs frais leur procurerait une nourriture équivalente et bien plus saine. Le système mauvais et funeste que suit l'agriculture est causé par la nourriture animale.

Parmi les nombreux dangers de ce régime, il en est peu dont il soit plus difficile de se préserver que ceux auxquels nous nous exposons par la consommation de la chair de certains poissons. Je m'adresse ici à nos voyageurs, à nos marins surtout. Il n'existe malheureusement pas de signes externes permettant de distinguer entre les espèces bonnes à manger et celles qui sont vénéneuses, et le risque est augmenté encore

par le fait que le même genre de poisson à
une certaine époque de l'année sera man-
geable, et sera à une autre un poison violent.

Plusieurs naturalistes nous ont fourni
des listes de poissons connus que l'on sus-
pecte d'être dangereux. Herr Leunis, dans
son excellent *Synopsis der Naturgeschichte
des Thierreichs,* page 352, assure que
soixante-dix sortes ont déjà causé de gra-
ves maladies, souvent même la mort, et il
ajoute à ce total vingt-trois espèces qui sont
loin de jouir d'une réputation sans tache.
M. Duméril cite dix-huit sortes réputées
vénéneuses, et il conclut par la remarque
peu rassurante qu'on pourrait certainement
en ajouter plusieurs autres.

Je me bornerai à citer quelques-uns des
poissons dangereux que l'on rencontre le
plus souvent sur nos côtes.

Risso a déjà décrit ce poisson méditerra-
néen appelé *courpata* par nos pêcheurs ni-

çois, et que l'on ne peut manger sans danger, dans la saison surtout où il se nourrit de méduses.

Nous avons également cette sardine qui, lorsqu'elle s'est nourrie du *physalis,* est vénéneuse au point de causer la mort au bout de quelques minutes.

Le hareng commun, quand il a mangé certains vers microscopiques que l'on rencontre dans la mer du Nord en quantités telles que l'eau en est parfois comme rougie, devient une nourriture très-malsaine, un poison même quelquefois.

Les anguilles, dit-on, en dépit des ordures qu'elles dévorent avec avidité, sont sans danger pour le consommateur. Il y a eu pourtant des exceptions à cette règle. M. Virey, qui a décrit dans un de ses ouvrages le cas d'une famille entière prise de symptômes violents d'empoisonnement, peu d'heures après avoir mangé un plat d'anguilles qui provenaient d'une pêche dans les fossés des fortifications d'Orléans, cite plusieurs autres exemples.

Il y a des poissons que l'on peut manger sans danger à l'état de fretin, mais qui plus tard seront un poison violent. Il y en a d'autres que l'on peut manger impunément à une certaine saison de l'année, et qui quelques mois plus tard seront nourriture dangereuse, mortelle même. M. le capitaine de frégate Jouan remarque dans un de ses savants rapports qu'à la saison du frai certains poissons devenaient une nourriture des plus dangereuses, les œufs et le frai surtout. Le congre si commun sur nos côtes, mangé à cette époque, a causé, paraît-il, de violentes attaques de dyssenterie. Le frai du barbeau et celui du brochet et de la lotte commune causeront parfois, quoique à un degré moindre, les mêmes ravages dans nos intestins. Est-il nécessaire de rien ajouter ici à ce que l'on sait déjà des huîtres et des moules?

Nos pêcheurs enthousiastes sont aptes, lorsqu'ils ont éprouvé des désappointements, à se venger sur le poisson qui a refusé leur amorce en empoisonnant son élément à l'aide de drogues stupéfiantes. Indépendamment du caractère ruineux et inutile de ce procédé par lequel on détruit toujours plus de poisson qu'on n'a besoin, il devient important de s'assurer si le poison est susceptible ou non d'être transmis à l'homme. Les savants ne sont pas tout à fait d'accord sur ce point, sans doute en raison de ce que les effets varient selon la nature de la drogue dont on a fait usage. Il est incontestable cependant que le poisson que l'on se procure par ces moyens deviendra un aliment dangereux, à moins qu'il ne soit apprêté et mangé immédiatement.

Tels sont les maux que peut causer un régime animal, lorsque la viande est de mauvaise qualité. On verra que la viande de bonne qualité ne lui cède en rien.

Examinons son dossier.

Il y a l'épilepsie, une terrible maladie. Il est triste, certes, de contempler un pauvre malheureux se tordant, la bouche écumante, dans des convulsions causées par des souffrances qui sont telles, paraît-il, que l'on a vu des personnes atteintes de ces maladies se broyer, dans l'agonie de leurs souffrances, la langue entre les dents. C'est encore plus triste de voir l'affaissement de l'esprit et du corps, puis enfin la mort qui vient mettre fin à tant de souffrances. Et pourtant, l'épilepsie, à l'exception des cas d'une nature congénitale et de peu d'autres, les suites généralement de quelque grave maladie, est la conséquence d'une nourriture animale[1].

Le docteur Lambe, un médecin anglais très-connu, a publié il y a quelques années

---

[1] Le cas récent du jeune duc d'Albany, mort à Cannes d'une attaque d'épilepsie, est une preuve de plus à l'appui de ce que j'avance. Le duc d'Albany, on le sait, mangeait beaucoup et buvait davantage encore. Au cercle nautique de Cannes où il dînait habituellement, il avait la réputation d'être un magnifique buveur.

dans un journal médical un article où il assurait que dans tout cas d'épilepsie qui n'était pas congénital, le malade, pour guérir, n'avait qu'à abandonner le régime animal et à boire de l'eau pure. On a eu maintes fois depuis l'occasion de prouver la justesse de son assertion.

Nous avons aussi la paralysie, un fléau qui emporte chaque année ses 20,000 victimes. On connaît le cas historique du docteur Adam Ferguson. Je le retrouve dans la préface d'un des romans de Walter Scott. Le docteur, à l'âge de soixante-cinq ans, fut pris d'une attaque de paralysie au cours d'une de ses leçons. Ses élèves le transportèrent chez lui. Il envoya chercher son ami le docteur Black, un pharmacien (pas un médecin, ou c'en eût été fait de lui peut-être). « Le végétarisme est votre seul remède », lui dit Black. Il suivit son conseil, il devint végétarien le jour même. Il recouvra l'usage de ses membres et de ses facultés, et vécut

trente années de plus, un vigoureux et robuste végétarien.

Il y a encore la fièvre scarlatine. Dans le
compte rendu que je viens de lire des maux
causés par la scarlatine dans un de nos départements, on attribue la cause du fléau à l'humidité d'une maison. Il n'y a aucun doute
que l'humidité est un grand mal; mais dans
le cas actuel, l'humidité, j'en suis parfaitement certain, n'était pour rien dans l'épidémie. La fièvre scarlatine provient de l'effu-
sion du sang. C'est là le châtiment qui attend le crime de l'abatage des animaux pour
une nourriture superflue. Toutes les fois
que le sang d'un animal vertébré, répandu
sur le sol, y a pourri et s'est trouvé ensuite
porté par la pluie ou par les fossés d'écoule-
ment dans l'eau que nous buvons, le virus
de la fièvre scarlatine y rampe, soyez-en certain, et maladies et mort s'ensuivent; et
lorsque cette nourriture excellente, le lait,
vient à être contaminé par l'usage de cette

eau pour le nettoyage des ustensiles dans lesquels on le renferme, ce qui devrait être le meilleur aliment de nos enfants se transforme immédiatement en un poison des plus subtils et des plus violents. Ce poison, qui tire son origine des sales habitudes de la société, ne nous tue pas moins de 20,000 personnes par an.

Il serait difficile, impossible presque, d'exagérer les effets terribles des rhumatismes. J'ai devant moi des statistiques qui portent les cas de mortalité causés par les rhumatismes au chiffre de 7,641 par an. Ce chiffre, tout important qu'il soit, n'est qu'une bagatelle cependant, si on le compare à la somme entière du mal. Les maladies de cœur nous emportent chaque année 30,482 personnes environ, et il n'y a pas de doute que les rhumatismes et leur mal allié, la goutte, causent les deux tiers de cette mortalité.

Dans certaines de nos colonies, 10 pour 100 au moins de nos soldats sont mis hors de service par suite d'atteintes de rhumatisme. En France, le nombre d'hommes que ce fléau a *invalidés* a atteint la proportion de quatre-vingt-dix sur mille, et pourtant personne ne s'émeut. Si c'était la petite vérole, — une maladie contagieuse, celle-là, — quels embarras ne ferait-on pas de vaccin et autres charmes aussi efficaces à peu près que des pilules contre un tremblement de terre !

Pour bien des personnes, l'origine des rhumatismes est aussi obscure que celle de la fièvre scarlatine. On attribue les rhumatismes, la fièvre rhumatismale, à l'humidité, à un froid. Qu'on me permette de dire que ni l'humidité ni le froid ne peuvent produire de fièvres ou de souffrances rhumatismales. Il faut pour cela que le sang soit devenu acide. La nature lutte contre le mal et rejette avec la transpiration cette acidité qui est d'une force à dissoudre l'or lui-même, ainsi que nous le démontre la marque noire que nous remarquons au cou d'une femme là où la chaîne d'or et le médaillon ont porté ; mais on vient à se mouiller et l'on prend froid, ou encore on se précipite hors d'une salle chauffée dans un air glacial, le sang ne peut se débarrasser de son acidité, et alors s'emparent de nous une fièvre et une faiblesse que rien ne pourra jamais guérir.

C'est donc dans l'acidité du sang qu'il faut chercher l'origine de toutes les affections rhumatismales. Mais d'où provient cette acidité? Simplement d'une nourriture impropre et non naturelle. Allez à l'abattoir, appliquez un réactif au jus de la viande qui est devant vous, et vous obtiendrez une réaction acide. Si l'on ne peut récolter des raisins sur des chardons, il est peu probable que l'on produise un sang alcalin à l'aide d'une nourriture qui, à l'état organique ou inorganique, donne un excès d'acides.

Tous fruits et légumes renferment plus ou moins un excès d'alcali. Ceux qui se contentent pour leur nourriture de l' « herbe qui produit la graine » et de l' « arbre qui porte le fruit », ne seront pas exposés à avoir de souffrances et de fièvres rhumatismales, ou encore à sentir leurs articulations cimentées ensemble, comme dans l'arthralgie rhumatismale, par exemple.

Certes, on conviendra que si l'épilepsie et de sérieuses attaques de goutte ont été guéries par une abstinence de nourriture animale, dans ces cas-là au moins, l'usage de cette nourriture était incontestablement la cause de ces dangereuses et cruelles maladies. C'est alors que la question suivante se présente de nouveau, et avec plus de poids encore : Est-il possible qu'un régime animal, cause directe et immédiate de maux si grands, si évidents, puisse être une chose bonne et utile en aucun cas, quel qu'il soit?

Ce docteur Lambe, que j'ai déjà eu occasion de citer, écœuré, dégoûté du charlatanisme qu'il voyait alors en pratique dans la profession médicale et à la fin d'une carrière remarquable comme médecin, abandonna sa clientèle et Londres où il pratiquait, et se retira dans une ville de province. Là, il continua à traiter gratuitement tous ceux qui venaient à lui, les guérissant de leurs maux simplement par le régime végétal et l'eau pure.

Je conviens que l'opinion de cet homme n'aurait que peu d'autorité aujourd'hui, chez ceux qui se servent de vésicatoires, de lancettes et de purgatifs. Je citerai donc en défense de l'hérésie que je commets en plaçant le régime avant les drogues dans la guérison de nombreuses maladies du sang et des nerfs, un médecin, vivant celui-là, et auteur d'un livre moderne, le meilleur traité peut-être qui existe sur la diététique.

A la page 504 du livre intitulé : *A Treatise on Food and Dietetics physiologically and therapeutically considered, by F. W. Pavy, M. D. F. R. S.*, etc., l'auteur dit : « En vérité, ce n'est pas exagérer de dire qu'il y a plus à espérer d'un régime intelligent que de l'effet des drogues, et il est évident qu'à moins d'une grande atten- tion à la diététique, les drogues n'amèneront que rarement une guérison. » La page 449 du même ouvrage renferme une justification complète de mon assertion, qu'un régime composé de légumes et de fruits guérira en peu de temps les rhumatismes et la goutte : « Sous un régime animal on remarque une augmentation dans l'urée, et en même temps une augmentation sensible dans les sulfates et dans les phosphates. La réaction de l'u- rine se trouve aussi modifiée. Dans un ré- gime animal l'urine est fortement acide, dans un régime végétal elle tend à l'alcali- nité. »

A la page 490, Cullen assure que la goutte n'attaque que rarement les personnes qui sont employées à un labeur constant ou celles qui se nourrissent principalement d'un régime végétal. Il me serait facile, avec plus

9

de temps à ma disposition, de multiplier ces preuves à l'infini, en ajoutant ici des citations de thérapeutistes et d'hygiénistes français, tels que MM. les docteurs Fonssagrives, Regnauld, Rambosson, Kingsford, etc.

Ce que je soutiens, pourtant, et cela de par l'autorité d'un professeur de médecine, un des plus distingués peut-être qui soient en Europe, c'est que notre système actuel de médecine est un reproche au nom de science, et que ceux qui professent cet art font souvent preuve d'une ignorance presque complète de la nature et du traitement des maladies. Neuf fois sur dix, nos soi-disant remèdes sont positivement nuisibles aux malades qui souffrent de maladies dont les médecins ignorent et le caractère réel et les causes.

Ces médecins, au reste, qu'ont-ils fait dans le passé? Ils ont massacré avec la lancette plus d'hommes que la lance ou les maladies n'en tuèrent jamais. La lèpre infesta l'Europe pendant dix siècles, et les médecins ne parvinrent pas plus à la refouler qu'ils ne l'auraient pu faire de l'Atlantique. Les médecins empochaient le prix de leurs visites et mouraient avec leurs malades. Elle revient, la peste. Que feront les médecins? La petite vérole vint, elle aussi, et ils ne réussirent qu'à la propager. On s'adressa au plus savant d'entre eux, un certain Théophile L..., un homme qui s'était acquis une *immense* réputation dans le traitement de la petite vérole. Un de ses remèdes, c'était d'attacher des harengs saurs aux pieds de ses malades; un autre consistait à fixer *anus ad anum* des poules et des coqs aux adultes, des pigeons aux enfants. Et pourtant ce brave homme ne tuait ses pratiques qu'à raison de 14 ou 15 0/0, tandis que de nos jours, avec d'immenses hôpitaux et une prophylactique merveilleuse, nos médecins les tuent à raison de 23 et de 25 0/0.

Nos descendants n'en croiront pas leurs

yeux, quand ils compareront les merveilles
de nos sciences, de nos arts et de notre
industrie, et les honneurs dont on les entoure, avec l'indifférence, l'abandon, l'oubli
et quelquefois le dédain que rencontre aujourd'hui encore l'hygiène. Ils ne pourront
jamais comprendre qu'au lieu d'*intéresser*
nos médecins à la santé publique en les faisant rétribuer par l'État, nous ayons eu la
naïveté de les intéresser précisément à la
multiplication et à la *durée* des maladies.

Beaucoup de gens considèrent la lèpre
comme une maladie obscure à laquelle il
n'est fait allusion que dans l'Évangile. La
lèpre était un des maux du moyen âge, plus
répandu, plus terrible dans ses effets que ne
l'a été aucun autre fléau de ce genre dans
les temps reculés ou modernes. Il est probable que la pire sorte de lèpre mentionnée
dans l'histoire ancienne juive était celle
que l'on connaît de nos jours sous le nom
d'*éléphantiasis*. Celle plus bénigne appelée

bohak n'était ni dangereuse ni contagieuse.

La lèpre commença à se montrer en Europe
peu après l'anéantissement de l'empire romain, à mesure que le barbarisme et ses
dégoûtantes coutumes, ainsi que l'usage d'une
nourriture animale et du vin, comme articles
de nourriture constants, devenaient plus ré-
pandus. On ne tarda pas à se trouver dans la
nécessité de bâtir pour les lépreux des hôpitaux, des maisons de retraite et des églises.
Louis VII, nous le savons, fit à sa mort des
legs importants à plus de deux mille maisons
de lépreux. Nous avons aussi l'histoire touchante d'Amaloun, ce seigneur riche et puissant, expulsé de son château par ses servi-
teurs et obligé de mendier son pain en vue
presque de ses vastes possessions et de son
domaine princier. Et pourtant, le seul fait
de l'introduction de la culture des légumes
suffit pour accomplir ce que les médecins et
toute leur science n'avaient pu faire jusque-

là : rendre la santé aux malades et chasser la peste de chez eux.

L'alcoolisme est un des effets indirects les plus communs de la kréophagie. Le docteur Fowler, de New-York, déclare que l'usage de la chair, par l'excitation qu'elle exerce sur le système nerveux, prépare les habitudes alcooliques; que plus on mange de viande, plus on est tenté de rechercher les boissons enivrantes, et plus grands deviennent les risques de l'ivresse confirmée.

Tel est aussi l'avis de Flint, de Harvard et du docteur Jackson, médecin en chef d'un asile d'alcoolisés, qui a toujours trouvé impossible de guérir ses malades, tant qu'il leur a permis une nourriture animale. Tous les alcoolisés confiés à ses soins sont invités à s'abstenir de viande ainsi que de thé, de café et de tabac. Leur nourriture est composée exclusivement de pain de farine imblutée, de légumes et de fruits mûrs. Ce régime ne tarde pas à régénérer complétement le malheureux alcoolisé et réussit à détruire pour toujours chez lui le goût pour les boissons fortes, et cela sans le secours d'aucun médicament.

Dans un des chapitres du *Paris horrible*, Georges Grison raconte les expériences curieuses faites à l'abattoir de Grenelle sur des cochons enivrés avec diverses sortes de liqueurs.

Cette expérience faite par MM. les docteurs Dujardin et Audigé, aux frais d'un riche philanthrope suédois, M. Smith, étaient destinées à démontrer l'effet désastreux de l'alcool sur l'estomac humain.

Ne pouvant expérimenter sur des hommes, on avait choisi des porcs, dont l'organisme ressemble beaucoup à l'organisme humain.

Ils étaient là quinze, soumis à l'alcoolisme. On leur donnait l'alcool mélangé à leur pâtée. Chacun avait un alcool différent des autres, et toujours le même pour lui.

Ainsi, le n° 1 était à l'alcool éthylique (eau-de-vie de vin); le n° 2, à l'alcool de pommes de terre, deux fois rectifié ; le n° 3, à l'alcool de grain (trois-six) rectifié ; le n° 4, au phlegme (produit de la première distillation) de pommes de terre ; le n° 6, à l'alcool de grain non rectifié ; le n° 7, au phlegme de mélasse de betterave ; le n° 8, au même, rectifié ; le n° 9, à l'alcool méthylique du commerce (esprit de bois) ; c'était la première brigade.

Dans la seconde, le n° 2 P avait de l'alcool de pommes de terre, dix fois rectifié ; le n° 3 P, de l'absinthe pure ; le n° 4 P, du phlegme de betterave ; le n° 5 P, de la betterave rectifiée ; le n° 6 P, du phlegme de pommes de terre ; le n° 7 P, le même alcool épuré. Enfin, le n° 8 P buvait l'absinthe ordinaire des mastroquets.

Ces cochons ont été abattus, il y a quelque temps, et l'intérieur de leur corps a été examiné avec soin. On a constaté que les poumons étaient marqués de petits points blancs imitant des ulcérations ; le cœur et le foie portaient les mêmes marques ; ce qui indique d'une manière suffisante quelles sont les suites de l'abus des liqueurs fortes.

Ces expériences ont eu lieu à l'abattoir, en présence de plusieurs docteurs de la Faculté de médecine de Paris.

Il y a deux ans, à l'époque de la publication de ma brochure, *Le moyen de vivre pour dix sous par jour*, je parlais de la possibilité d'une visite du choléra à Paris. Ma prédiction s'est réalisée, le choléra est dans nos murs. Les végétariens sont tranquilles, ils n'ont rien à craindre de ce fléau ni d'aucune épidémie. n n'a jamais vu encore de végétariens cholériques. Howard, le philanthrope végétarien, put visiter pendant des années, avec impunité, les donjons et autres lieux d'infection, où les fièvres et les épidémies sévissaient avec tant de force que ses guides eux-mêmes n'osaient l'accompagner.

Nous savons que lors de sa dernière visite, ce fut avec une sorte de rage qu'il sévit sur les ivrognes, et porta d'une façon presque foudroyante le dernier coup aux organismes affaiblis. Ajoutons qu'en ce moment, comme en 1883, l'eau nous fait défaut, et que Paris n'est pas tout ce qu'il y a de plus propre.

Si nous ne nous nourrissions que des aliments qui sont adaptés à notre constitution, ayant soin d'entretenir notre épiderme et ce qui l'entoure en état de propreté, on ne verrait plus la petite vérole affliger l'humanité. L'adoption générale du régime végétal nous débarrasserait des rhumatismes, des fièvres et de l'arthralgie rhumatismales, des rhumatismes articulaires, des maladies de la vessie, du ténia, de la trichine, de l'épilepsie, de la paralysie, de la fièvre scarlatine, de la phthisie, du charbon, de l'anthrax, de l'ostéomyélite, de la goutte, de l'endocardite, de la péricardite et de toutes les maladies qui ont leur régime dans l'acidité du sang.

Tels sont quelques-uns des maux que

cause un régime animal. Se peut-il vraiment qu'un peuple intelligent comme le nôtre aille ainsi mettre son existence en danger par une nourriture aussi malsaine, quand à sa portée s'en trouve une autre si pure et si bonne!

CHAPITRE IV

L'ÉCONOMIE DU RÉGIME VÉGÉTAL

Dépense comparée de l'entretien de l'organisme humain à l'aide du régime animal et du régime végétal. — Importance de cette question. — L'économie de la nature nous démontre que la viande est une nourriture des moins profitables. — Tables montrant la proportion considérable de richesses, et par conséquent de forces, qui se trouve gaspillée dans l'élevage du bétail pour la subsistance de l'homme. — Tables du docteur Playfair et enseignement qui en résulte. — Plus de nourriture dans dix centimes de pois cassés que dans 0 fr. 80 c. de bœuf de première qualité. — Éloge du fruit. — Un dattier fournissant la subsistance d'une famille pendant une année entière. — Sur l'utilité de consacrer à la culture des arbres fruitiers l'immense étendue de terrain occupée par nos voies ferrées, nos grandes routes, etc., etc. — Ce que les nouveaux mariés sont tenus de faire dans le duché de Gotha. — Ce que le pauvre doit faire, puisque le gouvernement se refuse à accorder la création de comités d'approvisionnement.

L'introduction de l'économie dans l'existence étant un des moyens les plus efficaces pour augmenter le bonheur de l'homme, il devient important de comparer entre eux le coût de l'entretien de l'organisme humain par un régime animal et par un régime végétal.

L'aspect économique de la question, notez bien, est loin d'être sans importance à l'heure actuelle, pour ceux surtout qui ont à travailler tôt et tard dans la vie, et à travailler durement aussi pour d'infimes gains.

Ces millions de travailleurs, qu'on ne l'oublie pas, constituent les masses, parmi lesquelles des milliers de gens se couchent le soir ayant faim encore, et ne sachant souvent où ils iront chercher la croûte de pain du lendemain. Souvenez-vous que c'est pour ces gens-là autant que pour nous-mêmes, que l'on nous a enseigné à adresser à l'Être suprême, notre père à tous, cette touchante supplique : « Donnez-nous aujourd'hui notre pain quotidien. »

L'économie de la nature nous démontre que la viande est une nourriture des moins profitables. Il a été calculé que, tandis que le produit annuel de deux ares et demi de

terrain sous la forme de mouton fournirait
la quantité de subsistance nécessaire pour un
homme, la même étendue de terrain semée
de blé fournirait celle de seize. Le lait est
dans l'économie de la nature au moins un
tiers meilleur marché que la viande. Dans
ces calculs, la graisse a été comprise comme
nourriture. Si nous la déduisons, les chiffres de la viande se trouveront réduits de
deux tiers, et, en admettant l'usage du maigre de la viande seulement, il faudrait huit
ares pour la nourriture d'un homme.

La table suivante a été calculée sur une
base de provisions à des prix modérés; mais
en supposant ces provisions chères comme
au moment actuel par exemple, cela ne
changerait rien à la proportion relative. On
verra qu'une proportion considérable de richesses, et conséquemment de forces, se
trouve gaspillée dans l'élevage des animaux
pour la subsistance de l'homme.

	Coût par 15 livres de l'élément qui forme la chair.	Coût par 15 livres de l'élément calorifique.
	fr. c.	fr. c.
Blé..................	8 60	2 10
Avoine..............	10 80	2 00
Pois................	6 20	2 10
Haricots............	6 00	2 10
Riz.................	51 00	4 50
Pommes de terre....	30 00	2 10
Viande de boucherie.	35 00	34 00

Je n'entends pas que quinze livres de viande coûteraient trente-cinq francs, mais que tel serait le prix de l'aliment solide, une fois l'eau déduite, de même pour les autres aliments.

D'après le docteur Lyon Playfair, qui dirigea pendant une période de plusieurs années les enquêtes officielles au sujet des rations militaires en Angleterre, en France, en Prusse et en Autriche, il faut à un homme adulte en bonne santé quatre onces par jour de substances protéiques, et au moins dix onces et demie par jour de substances dynamiques. Pour obtenir cette proportion de matière protéique, il fallait par semaine :

		Prix (environ)
		fr. c.
147	onces de viande de boucherie......	6 10
ou 93	de fromage....................	3 00
341	de pain ordinaire................	2 70
175	de gruau......................	1 48
127	de pois secs	1 20

Pour obtenir la proportion nécessaire de substances dynamiques et caloriques :

			Prix
416	onces	de viande de boucherie......	17 40
ou 224	»	de fromage................	7 00
29	»	de pain ordinaire...........	2 30
616	»	de pommes de terre........	3 90
221	»	de pois cassés.............	2 00
183	»	de gruau..................	1 40

Quel avantage énorme en faveur d'un régime végétal! Ces chiffres ne sont-ils pas concluants?

Voici maintenant ce que coûteraient aux prix actuels les différents aliments nécessaires pour soulever à une hauteur de sept cent vingt mille pieds le corps d'un homme pesant dix stones ou cent quarante livres :

	fr.	c.		fr.	c.
Pois cassés............	15	50	Pain...............	22	00
Gruau	16	50	Poisson	55	00
Blé................	20	00	Bœuf.............	125	00

Ceci veut dire que deux sous de pois cassés sont équivalents comme nourriture à quatre-vingts centimes de bœuf, ou en d'autres termes, que la quantité de nourriture que l'on obtient pour quatre-vingts centimes, en bœuf, on peut l'avoir dans deux sous de pois cassés.

Ah ! lecteur, en vérité, que de bienfaits il pourrait accomplir, cet enseignement végétarien ! Non-seulement il placerait la question de la nourriture sur une base scientifique, mais tout de suite il nous débarrasserait des trois quarts au moins des maladies humaines. Il guérirait l'ivrogne, et ne lui laisserait pas même le désir des boissons alcooliques. Que d'économies aussi l'on réaliserait ! Et le végétarisme peut davantage encore. Il mettrait fin à ces hécatombes de gibier dont nous entendons parler si souvent. L'homme qui possède des centaines d'hectares consacrés aux oiseaux sauvages, afin de pouvoir se donner le plaisir de les torturer, de les massacrer et de se nourrir ensuite de leur chair plus ou moins pourrie, on le regarderait comme une peste publique, si proche parent du meurtrier et du tyran, qu'il serait forcé d'émigrer et d'aller vivre avec les Peaux-Rouges pour échapper à un châtiment plus sévère. Alors le labourage à la pelle viendrait rivaliser avec la charrue à vapeur, nos collines se couvriraient d'arbres fruitiers, et nos plaines stériles deviendraient de féconds vergers.

Le fruit, ainsi que je l'ai déjà dit dans le *Moyen de vivre pour dix sous par jour,* est la partie la plus naturelle, la plus saine et la plus délicieuse de notre régime. Il ne pourrait y avoir de nourriture meilleur marché, si l'on voulait seulement lui consa-

crer le sol. D'aucune autre manière un morceau de terrain nous rapporterait autant,
tout en nous coûtant si peu.

Aux tropiques, des arbres tels que le dattier et le bananier produisent des quantités
de nourriture énormes, en vérité, si l'on
compare leur produit au peu de place que ré-
clame leur culture. Là, un bout de terrain
d'une superficie de cinquante pieds de long
sur vingt de large donnera, en un an, trente-
huit livres de blé, quatre cent soixante-deux
livres de pommes de terre ou quatre mille
livres de bananes. Ces quantités nourri-
raient un homme de blé pendant trente-huit
jours, et de bananes pendant quatre ou cinq
ans. Un jardin grand comme un drap de
lit, un seul dattier quelquefois, fournit la
subsistance d'une famille tout entière, et
pendant huit mois de l'année des millions
d'êtres humains vivent de dattes, ce pain du
désert.

Une remarque à ce propos. Ne pourrait-

on pas consacrer à la culture des arbres
fruitiers les bordures des terrains occupés
par nos voies ferrées? Je ne puis découvrir
d'objections à l'adoption de cette mesure, et
si l'on considère de quelle importance serait
cette récolte additionnelle pour l'approvisionnement de nos marchés, on doit s'éton-
ner que la chose n'ait pas été faite déjà. Le
pommier et le prunier surtout me paraissent
spécialement adaptés à ce genre de culture,
que l'on pourrait étendre ensuite à chacune
de nos grandes routes, à chacun de nos
petits chemins. En Orient, en Perse principalement, on le fait depuis des siècles, et
les habitants de ces pays sont tellement habitués à voir le fruit pendre aux arbres sur
la grande route et à la portée de tout le
monde, qu'on ne pense jamais à le voler.
Deux avantages résulteraient de l'adoption de
cette mesure. On aurait du fruit à bon marché, et le piéton fatigué trouverait sur le
bord des routes un ombrage plus rafraîchis-

sant. Lorsque la suite du schah de Perse
voyageait en France, il y a quelques années,
cette nudité de nos voies ferrées et de quel-
ques-unes de nos grandes routes était pour
ces braves gens une cause constante de sur-
prise. Je ne vois pas qu'il soit trop tard pour
réparer cet oubli.

En Allemagne, dans le duché de Gotha,
je crois, plusieurs petits villages se font
tous les ans des sommes variant entre huit
cents et quinze cents francs, davantage
quelquefois, rien que par le produit des
arbres fruitiers que les habitants plantent
sur la route et sur le pourtour des places
publiques. Chaque couple nouvellement
marié est tenu de planter deux arbres fruitiers. Le produit est appliqué aux besoins
de la commune. Afin de garantir ces planta-
tions contre les déprédations des maraudeurs,
les habitants du village sont tous responsa-
bles. De cette façon ils se surveillent les uns
les autres. Quand une personne a été sur-

prise dégradant un arbre ou volant du fruit, on lui attribue toutes les pertes subies pendant l'année dont on n'a pu découvrir les auteurs, et elle est tenue de faire compensation par le payement d'une amende proportionnée à l'importance du dommage causé.

L'homme ne devrait pas vivre pour soi seulement, et comme il serait aisé de prouver par des milliers d'exemples que le genre de nourriture que nous avons adopté, et surtout la consommation de boissons alcooliques qui est la conséquence de ce régime, sont une barrière au progrès social, moral et intellectuel de la France, il est du devoir de tous de donner le bon exemple. Il est certes évident que ceux qui ont contracté l'habitude de cette nourriture dans leur jeunesse éprouveraient une certaine difficulté à y renoncer du jour au lendemain ; mais ils seraient amplement récompensés de leur persévérance par une existence plus heureuse, plus agréable, par le gain de la force physique et morale, sans parler de la certitude de réaliser cet espoir chéri de chacun de nous, l'espoir d'une longue vie, *longue, vigoureuse* et *utile*.

Chacun de nous, j'aime à le croire, partagerait sa croûte de pain ou son dîner avec celui de ses semblables dans le besoin qui se trouverait assister à son repas. Et pourtant, combien de milliers de gens dépensent leurs revenus dans une vie de luxe, sans même accorder une pensée à la condition déplorable de ceux aux labeurs et aux souffrances desquels ils doivent leur fortune ! Ce n'est pas cruauté, c'est habitude, ce n'est pas autant un manque de justice qu'une insouciance criminelle qui fait que des hommes iront prendre place à de somptueux banquets, quand ils peuvent voir chaque jour des milliers de gens parqués dans des bouges infects, à peine assez bons pour des bêtes, et succombant aux effets d'une nourriture qui est impropre à l'entretien de l'existence.

S'il est vrai qu'un homme peut vivre bien pour dix sous ou pour un franc par jour, comment, je vous le demande, justifier une dépense de vingt ou trente fois cette somme en festins de Balthazar, que préside toujours, notez-le bien, le démon de l'indigestion?

L'argent que nous dépensons en domestiques pansus et paresseux suffirait presque pour la nourriture de l'affamé.

Je conclus : Puisque les riches ne veulent pas venir en aide aux pauvres d'une façon efficace, puisque le gouvernement, à qui la chose serait pourtant si facile, ne semble pas disposé à accorder ce que j'ai réclamé si souvent déjà par la voie de la presse, la création dans chaque commune de France de comités pour l'approvisionnement à bon marché des classes pauvres ; pauvres, voilà comment vous pouvez vous aider vous-mêmes : Ban-

nissez viande, vin, eau-de-vie, absinthe et
tabac. Pas une de ces choses ne vous est
d'aucune utilité. Achetez cette nourriture
saine et bon marché que je décris un peu
plus loin et dans le *Moyen de vivre pour dix
sous par jour*. Nourrissez-vous de bon pain,
de froment, de maïs, de légumes, de lait, de
fromage et de fruits, et vous serez forts, et
vous n'aurez jamais besoin de médecin. Vivez à dix sous par jour et dépensez le reste
à améliorer votre condition. Mettez de l'argent à la Caisse d'épargne et élevez-vous
enfin à cette position qui attend vos capacités,
mais à laquelle vous refusez de vous rendre,
parce que vous bûchez en vain, épuisant vos
forces en pure perte, ou pire que cela encore,
en alcools et en tabac.

Le chemin qui mène à une bonne position
sociale, c'est dans la tempérance, le travail
et le perfectionnement de chacune de nos
facultés que nous le trouverons. Vivez à dix
sous par jour et gagnez-les, ces dix sous, et

autant d'argent dont vous pourrez faire bon usage. Épargnez cet argent pour vous en servir, faites de même pour la santé. Mangez pour vivre enfin, et ne vivez plus pour boire, fumer et vous abrutir.

CHAPITRE V

EXPÉRIENCE DIÉTÉTIQUE DU DR NICHOLLS

Traduit du *Dietetic Reformer* du docteur Nicholls.

Le docteur Nicholls donne quelques renseignements importants sur sa personne, au moment où il commença son expérience. Sa réponse à des amis qui lui conseillaient de fumer. — Moyennes de nourriture fixées pour les armées de terre et de mer du Royaume-Uni par les autorités médicales anglaises, et comparaison entre ces moyennes de nourriture et les résultats de son expérience. — Un duc de Norfolk, président du Beafsteak-Club, mangeant à son dîner cinq livres de beafsteak. — Quantité de nourriture que peut absorber un Esquimau dans un seul repas. — Onze francs et huit centimes, total des dépenses pour la nourriture du docteur Nicholls pendant un mois, et résultats obtenus à l'aide de ce régime.

Je venais de finir mon article intitulé :
« Une cure diététique », j'avais vu les
épreuves, chapitre par chapitre, j'avais lu et
relu le tout, afin de bien me rendre compte de
l'effet que pourrait avoir ce petit travail sur

mes lecteurs et sur la presse, quand il me vint
une idée que vous qualifierez sans doute de
bizarre. Je me dis que je ferais bien peut-
être de suivre moi-même mon ordonnance.
Les médecins, on le sait, n'ont pas pour habitude de prendre leur propre médecine. Je ne
voyais cependant pas de raisons pour ne pas
prendre la mienne, j'étais un peu fatigué;
bref, j'avais trop travaillé pendant trop
longtemps. Pourquoi ne pas essayer sur moi-
même le régime que j'avais si chaleureuse-
ment recommandé aux autres? Le lecteur
me dira : « Mais ne l'aviez-vous point expéri-
menté pendant les quarante dernières années? » Oui, plus ou moins, mais sans esprit
de suite, me laissant tenter par quelques
mets de choix, et prenant souvent plus de
nourriture que mon estomac ne pouvait en
supporter. Je ne faisais, il est vrai, que
deux repas par jour, et j'étais généralement
sobre, mais je n'avais suivi aucune règle
de quantité absolument stricte, et j'avais

scandalisé les « *purs* », en mangeant du lait et des œufs, quelquefois même, horreur ! du poisson. Pourquoi ne pas faire une expérience systématique sur mon propre *corpus vile* et donner à mes théories l'*experimentum crucis ?* Je résolus, dès que je serais installé dans ma nouvelle demeure, à Londres, d'étudier la chose sur moi-même, en pesant et en mesurant ma nourriture, et de prendre note, jour par jour, des résultats qu'amènerait ce régime consciencieusement suivi pendant quelques semaines.

Je m'en souviendrai toujours. Ce fut le jour où l'on célébrait la fête de Guy Fawkes que je commençai. Nous étions alors au lundi 5 novembre 1877.

Mais donnons tout d'abord quelque idée de notre condition actuelle. J'ai cinq pieds **onze** pouces (anglais), et je pèse, dans mes vêtements, 12 stones. Je n'ai jamais de douleurs. La seule chose dont je me sois jamais plaint, c'est une sensation de fatigue au cerveau, lorsque j'ai travaillé trop longtemps à mes manuscrits.

Depuis des années, j'ai l'habitude de me lever hiver comme été entre cinq et six heures du matin, et de travailler toute la journée, avec quelques intervalles d'exercice au dehors ou dans mon jardin. Je déjeune à neuf heures, je dîne à quatre, et je ne mange jamais quoi que ce soit après cette dernière heure. Ma nourriture se compose de pain ou de ses équivalents, de lait ou de ses produits, de fruits et de légumes, parfois un œuf, rarement du poisson. Pendant trente ans, quoique je n'aie pas toujours été un végétarien strict, je puis dire que je n'ai pas mangé trente livres de viande.

Lorsque je commençai mon expérience, le 5 novembre 1877, je n'eus pas de bien grands changements à faire à mon régime habituel, je continuai à prendre mes deux repas par jour, je ne pris aucuns stimulants d'aucune sorte, pas de thé, pas de café, pas de chocolat, pas de bière, pas de vin, pas de liqueurs.

Je n'ai jamais fait usage de tabac. Je n'ai jamais pu, je l'avoue à ma honte, apprécier ses vertus ou ses jouissances. Je me souviens d'avoir fumé à l'âge de douze ans la valeur d'un centimètre ou deux d'un cigare de la Havane. J'avais à cet âge-là, comme tant de jeunes garçons du reste, certaines tendances à faire l'homme. Mais je fus tellement dégoûté par ce premier essai, que je jetai le reste bien loin de moi, et je n'ai jamais recommencé depuis. Ceux de mes amis qui fument me disent que j'ai perdu une grande jouissance, une consolation, une distraction, un sédatif, quelque chose enfin qui vous aide à oublier les soucis de l'existence. Je leur ai souvent répondu : « Très-bien, mes amis ; mais si vous le croyez, pourquoi ne pas encourager à fumer vos femmes et vos filles ? Pourquoi les priver d'une si grande jouissance ? Quels égoïstes vous êtes de fumer ainsi vos cigares et de les laisser, pauvres créatures, privées de cette grande jouissance, de ce sédatif, de cette suprême consolation ! Quand je rencontrerai votre femme fumant sa pipe, ou vos filles fumant leur cigare dans Regent-Street, j'y repenserai. »

Ma première semaine fut expérimentale. Je ne débutais qu'avec beaucoup de circonspection, et je m'en tins à un régime très-varié, tout en prenant soigneusement note du poids ou de l'estimation du poids, de la quantité et du prix de mes aliments.

Je me contenterai ici de donner le prix que me coûtaient mes repas, sans tenir compte de la cuisson ou autres services, choses qui varient suivant les ménages.

J'ai toujours inscrit le poids net ou solide de ma nourriture, et non l'eau qui se trouve en quantités plus ou moins importantes dans tous les aliments. Je réduis, par exemple, le lait en fromage, en tenant compte toutefois de la nourriture qui pourrait rester dans le petit lait. Le lait condensé renferme de 12 à 20 0/0 d'eau, le lait tel qu'on nous le vend ordinairement, près de 90 0/0, 86 0/0 serait à mon avis une bonne moyenne.

Il sera bien, peut-être, avant d'aller plus loin, de donner les moyennes de nourriture, telles qu'elles ont été fixées par nos autorités médicales anglaises ; de cette façon, ces moyennes pourront être comparées plus facilement avec les résultats de mon expérience [1].

Le matelot de la marine anglaise reçoit par jour de 1 kilog. à 1 kilog. 1 hect. 30 gr. poids net d'aliments nutritifs, dont 8 hect. 32 gr. en légumes et le reste en produit animal.

Les troupes de terre ont droit à une livre de pain et trois quarts de livre de viande par jour.

---

[1] Ne pourrions-nous pas, nous aussi, comparer avec avantage les résultats de cette expérience avec les moyennes de nourriture qui ont été fixées pour nos armées de terre et de mer, nos hôpitaux, nos prisons ? Il y aurait, je crois, plus d'un enseignement utile à tirer de cette comparaison.

Le régime des hôpitaux se compose d'une demi-livre de viande, 3 hect. 8 déc. 4 gr. à 4 hect. 4 déc. 8 gr. de pain, une demi-livre de pommes de terre, une pinte de lait, et quelquefois de la bière ou du porter.

Dans les « *Workhouses* », maisons de travail, les hommes reçoivent 8 hect. de nourriture solide par jour, dont 1 hect. 6 décag. ou 9 décag. 2 gr. en viande.

Les prisonniers reçoivent 1 kil. 15 décag. 2 gr. de nourriture par jour ; la viande entre dans leur régime dans la proportion d'une livre par semaine, pas assez pour faire beaucoup de bien ou de mal.

Il serait difficile de se faire une idée exacte de la quantité de nourriture que nous absorbons dans nos cinq repas quotidiens. Un duc de Norfolk, qui était président du Beefsteak-Club, mangeait régulièrement à son dîner cinq livres de beefsteak, avec l'accompagnement habituel de pain et de légumes, arrosés de vin et de porter. Les voyageurs nous

disent que les Esquimaux peuvent ingur-
giter autant que 20 livres de mouton gras
en un seul repas, et à en juger par les appa-
rences, on pourrait en dire autant de beaucoup d'Anglais. Mais si le lecteur tient compte
seulement de mes données sur la nourriture
des armées de terre et de mer, il sera parfaitement à même de juger des résultats de mon
expérience.

5 *novembre*. — J'ai eu pour déjeuner
64 gr. de pain bis, 32 gr. de gruau d'avoine
et un demi-litre de lait. Poids net : 8 décag.
Prix : 0 fr. 20. Pour dîner, une soupe aux
pois, du pain, du pudding, des raisins. Poids
net : 2 hect. 24 gr. Prix : 0 fr. 20. Poids
pour la journée, 3 hect. 4 gr. Prix : 0 fr. 40.

6 *novembre*. — Déjeuner : gruau d'a-
voine, pain, œuf, lait, une pomme. Poids
net : 1 hect. 44 gr. Prix : 0 fr. 35. Pour
dîner : soupe, pain, pommes de terre, choux
et pudding, 1 hect. 76 gr., 0 fr. 25. Poids
pour la journée : 3 hect. 4 gr. Prix : 0 fr. 60.

7 *novembre*. — Déjeuner : pain, gruau de froment, sucre, fruits, lait, 1 hect. 12 gr. Prix : 0 fr. 30. Dîner : pommes de terre, oignons, pudding, pain, raisins, 1 hect. 76 gr., 0 fr. 25. Poids total : 3 hect. 4 gr. Prix : 0 fr. 55.

8 *novembre*. — Déjeuner : gruau de froment, pain, pomme, lait, 1 hect. 28 gr., 0 fr. 25. Dîner : pommes de terre au four, oignons, pudding aux fruits, raisins, 1 hect. 28 gr., 0 fr. 30. Poids total : 2 hect. 6 décag. 6 gr. Prix : 0 fr. 55.

9 *novembre*. — Déjeuner : gruau de froment, pain, pomme, lait, 1 hect. 28 gr., 0 fr. 20. Dîner : pommes de terre, blé rôti, pudding, figues sèches, 1 hect. 6 décag., 0 fr. 30. Poids total : 2 hect. 8 décag. 8 gr. Prix : 0 fr. 50.

10 *novembre*. — Déjeuner : gruau d'avoine, lait, pomme, 8 décag., 0 fr. 25. Dîner : pommes de terre au four, omelette, navets, pudding, figues sèches, 1 hect.

28 gr., 0 fr. 40. Poids total : 2 hect. 8 gr.
Prix : 0 fr. 65.

11 *novembre*. — Déjeuner : gruau d'a-
voine, lait, pomme, 8 décag., 0 fr. 20.
Dîner : pommes de terre, choux-fleur, pain,
pudding aux fruits, 1 hect. 12 gr., 0 fr. 30.
Poids total : 1 hect. 9 décag. 2 gr. Prix :
0 fr. 50.

Me voici arrivé à la fin de ma première
semaine d'expérience. On voit que jusqu'à
ce moment, je n'avais encore fait aucun
effort pour réduire la quantité ou le prix.

Beaucoup de ces plats, en effet, me coûtaient plus cher qu'ils n'auraient dû. Le lait
par exemple, à 0 fr. 50 le litre, c'est du luxe.
Le fromage dont on peut se procurer une
livre pour le même prix, est de beaucoup
meilleur marché. Plus loin je montrerai
quelles économies on peut encore réaliser.

Le poids net total de ma nourriture pour
la semaine avait été de 1 kil. 8 hect. 4 décag.,
c'est-à-dire une moyenne de près de 2 hect.

64 gr. par jour, et la dépense de 3 fr. 75, ou en moyenne 0 fr. 55 par jour.

Pendant cette semaine je me levais entre quatre et cinq heures du matin, je travaillais dix ou quinze heures par jour, mais je faisais quelques bonnes promenades dans les intervalles. Je n'avais ni soif ni faim entre mes repas, ma seule boisson était le demi-litre de lait que je prenais à mon déjeuner, et quelquefois la valeur d'un quart d'eau au dîner. Je ne tiens aucunement compte, on le voit, de l'eau que j'absorbais dans les fruits ou les légumes.

Ma santé avait été bonne pendant toute la durée de mon expérience; je dois même à la vérité de dire que je ne me suis jamais senti depuis aussi apte au travail que je l'étais alors.

Les pommes dont j'ai fait usage pendant la première semaine étaient des pommes américaines séchées, que l'on avait eu soin de laver la veille à l'eau fraîche et que l'on avait amollies en les faisant bouillir sur un feu doux. Quand les fruits qui ont été traités de cette façon sont de bonne qualité, ils ont un goût délicieux.

La seconde semaine, je m'en tins au pain, au lait et au fruit : le pain et ses équivalents, le lait et ses produits. En vérité, l'élément farineux dans mes repas était entièrement composé de « *food of health* » (nourriture de santé), mangé sous la forme de pain et de potage. Tout cela augmentait la dépense, cela va sans dire.

Pendant la semaine suivante, je recherchai la bonne qualité plutôt que le bon marché.

12 *novembre*. — Pour déjeuner *food of health*, 64 gr.; lait, 32 gr. Poids net (par estimation pure, c'est vrai, mais je ne crois pas avoir exagéré en quoi que ce soit), 1 hect. 28 gr. Prix : 0 fr. 25. Pour le dîner, pain, 7 décag. 6 gr.; pomme, 9 décag. 6 gr.; miel (un caprice) 32 gr.; en tout, 2 hect.

8 gr., au prix de 0 fr. 25. Ceci, on en conviendra, c'était de l'extravagance, du luxe, un véritable gaspillage, pensez donc, 3 hect. 36 gr. Prix : 0 fr. 50 !

13 *novembre*. — Du pain, du lait, du fruit avec du beurre et du miel, encore une fois, 3 hect. 36 gr. Prix : 0 fr. 60. On remarquera qu'il y avait eu ici une diminution dans la quantité, mais en revanche une augmentation dans le prix.

14 *novembre*. — Du pain, du lait, des pommes, du fromage, un pudding au fruit, 2 hect. 7 décag. 2 gr. Prix : 0 fr. 65.

15 *novembre*. — J'ai été plus modéré. Je n'ai pris que du pain, du lait et du fruit, en tout 2 hect. 4 décag. Prix : 0 fr. 45.

16 *novembre*. — Même menu avec du fromage et du pudding, du fruit en plus. Le poids total s'élevait à 3 hect. 2 décag., le prix était de 0 fr. 50.

17 *novembre*. — Même menu, plus du

lait au déjeuner et du fromage au dîner, 3 hect. 4 gr. Prix : 0 fr. 55.

18 *novembre*. — Du pain, du lait et du fruit, 2 hect. 24 gr. Prix : 0 fr. 45.

Le total pour la semaine était 1 kil. 9 hect. 36 gr. de nourriture qui avaient coûté 3 fr. 70, ou une moyenne de 2 hect. 8 décag. 8 gr. par jour, au prix moyen d'environ 0 fr. 52 par jour.

L'expérience de la semaine avait été l'essai du « *food of health* » et de ma formule favorite : pain, lait et fruit avec du miel et du sucre. Je ne puis, je le sais, me vanter encore quant à la diminution de la quantité ni au bon marché, mais la qualité était excellente, et les résultats de ce régime, on ne peut plus satisfaisants, confirmaient parfaitement ce que m'avaient déjà dit plusieurs de mes malades au sujet des effets dynamiques de cette nourriture.

A la fin de la seconde semaine de mon expérience diététique, je me fis peser à la station de Charing-Cross, et la carte que l'employé me remit porte les mêmes chiffres que celle qu'on m'avait donnée un mois auparavant à Scarborough, c'est-à-dire 12 stones[1]. Mais tout en conservant le même poids, il y avait eu un certain changement en moi, un changement dans la distribution, il y avait moins de graisse et par conséquent plus de muscle. Je me sentais une aptitude plus grande au travail. Pas d'appétit en dehors de mes repas, pas de soif immodérée, et certes il eût été difficile de trouver une nourriture plus délicieuse.

19 novembre. — J'ai eu pour déjeuner un gruau de froment, du pain bis et du lait, 1 hect. 44 gr. Prix : 0 fr. 30. Pour le dîner, des pommes de terre frites à l'huile, du pain et des pommes, 1 hect. 44 gr. Prix : 0 fr. 20. Total pour la journée, 2 hect. 8 décag. 8 gr. Prix : 0 fr. 50.

20 novembre. — Pour déjeuner, de la

---

[1] Le stone anglais équivaut à **6,3490** kilogrammes.

polenta (bouillie de maïs), du lait et une pomme cuite au four, 8 décag. Prix : 0 fr. 15. Dîner, une pomme de terre en robe, des choux de Bruxelles, du pain, du riz et une pomme, 1 hect. 12 gr., 0 fr. 20. Total : 1 hect. 9 décag. 2 gr. Prix : 0 fr. 35.

De ces deux repas, le déjeuner avait été de beaucoup le meilleur, et si ce n'avait été le prix exorbitant du lait, ce repas aurait été bon marché. La partie substantielle qui formait les quatre cinquièmes de ma nourriture revenait à un peu moins de 0 fr. 10.

21 *novembre*. — J'ai eu pour déjeuner du gruau de froment avec du lait, 64 gr. environ. 64 grammes de froment coûtent un centime environ ; néanmoins j'ai compté mon déjeuner composé de gruau de froment et d'un demi-verre de lait, 0 fr. 10. Mon dîner, composé d'un pudding aux fruits et de sirop de raisins, 9 décag. 6 gr., a coûté 0 fr. 15. Total pour la journée, 1 hect. 7 décag. 6 gr. Prix, un peu moins de 0 fr. 25.

22 *novembre*. — Pour déjeuner, du gruau d'avoine, du lait et du sirop de raisins. Le sirop de raisins était, je l'avoue, une super-fluité, un extra, qui a eu pour résultat de porter le poids à 1 hect. 12 gr., au prix de 0 fr. 15. Pour dîner, une pomme de terre cuite sous les cendres, du pain, du beurre et du fromage, et mon pudding favori, un pudding aux fruits, en tout, 1 hect. 28 gr., au prix de 0 fr. 20, donnant comme total pour la journée, 2 hect. 4 décag., au prix de 0 fr. 35.

23 *novembre*. — Pour déjeuner, gruau de froment et de maïs mélangés, 9 décag. 6 gr., avec du lait et du sirop de raisins, en guise de sauce, en tout 16 gr., coûtant envi-ron 0 fr. 4. Mon dîner, composé de pudding aux fruits et de fromage, pesait 1 hect. 28 gr., et me coûtait 0 fr. 20. Total pour la journée, 2 hect. 4 décag. Prix total, 0 fr. 25.

24 *novembre*. — Pour déjeuner, de la polenta, des raisins cuits et du lait, 1 hect.

4 décag. 4 gr., coûtant environ 0 fr. 15, et pour dîner, des pommes de terre, une salade et un pudding, 9 décag. 6 gr., 0 fr. 20. Total pour la journée, 2 hect. 4 décag., au prix de 0 fr. 35.

Ce jour-là, j'ai fait une conférence dans Oxford-Street, à l'occasion de l'inauguration de la bibliothèque et de la salle de lecture. A mon retour, je me suis fait peser à la gare de Charing-Cross, et la carte que me remit l'homme à la chaise portait le même poids que celui donné par la balance cinq semaines auparavant, 12 stones.

25 *novembre*. — Déjeuner, gruau d'avoine et du lait, 1 hect. 28 gr. Prix : 0 fr. 10. Dîner, une pomme de terre, des choux de Bruxelles et du pudding, 9 décag. 6 gr. Prix : 0 fr. 15. Total pour la journée, 9 hect. 24 gr. Prix : 0 fr. 25.

Mes aliments pendant la troisième semaine pesaient au total : 1 kil. 6 hect. et avaient coûté 2 fr. 30, ce qui faisait en moyenne

2 hect. 28 gr., au prix de 0 fr. 33 environ par jour. Donc, *sans avoir diminué mon poids d'un seul gramme ou la durée de mon travail d'une heure par jour, j'ai vécu avec le quart de la quantité de nourriture que les physiologistes considèrent comme strictement nécessaire, ce qui ne m'empêche pas d'être en meilleure santé actuellement que je l'étais au début de mon expérience.*

La quatrième semaine, je me promis d'expérimenter un régime strictement végétarien et d'exclure de mes repas le lait et ses produits, les œufs, etc., et de ne vivre que de pain et de fruits.

26 novembre. — J'ai eu pour déjeuner du pain et du pudding aux fruits, poids net : 64 gr., 0 fr. 10, et pour dîner, un gruau de maïs avec un peu de sucre, 1 hect. 28 gr., au prix de 0 fr. 4. Total : 1 hect. 9 décag. 2 gr. Dépense pour la journée, 0 fr. 15.

27 novembre. — Pour déjeuner, du gruau de froment et des pommes, 9 décag. 6 gr.,

0 fr. 6. Dîner : potage de maïs et de pois, blé rôti et pomme, 6 décag. 4 gr., 0 fr. 5. Total, 1 hect. 28 gr. Prix : 0 fr. 11.

28 *novembre.* — Déjeuner : froment et pomme, 6 décag. 4 gr., 0 fr. 5. Dîner : pain et fruit, 8 décag., 0 fr. 10. Total, 1 hect. 4 décag. 4 gr. Prix : 0 fr. 15.

Les deux dernières journées avaient été au-dessous de la moyenne comme poids, mais on verra que je me dédommageai les jours suivants.

29 *novembre.* — J'ai eu pour déjeuner du pain, du gruau de froment et du fruit, 8 décag., 0 fr. 8. Dîner, gruau d'avoine et fruit, 1 hect. 6 décag., 0 fr. 10. Total : 2 hect. 4 décag., 0 fr. 18.

30 *novembre.* — Pour déjeuner, bouillie d'avoine et fruit, 1 hect. 28 gr., 0 fr. 10. Dîner, bouillie de froment et fruit, 1 hect. 28 gr., 0 fr. 15. Total, 2 hect. 5 décag. 6 gr. 0 fr. 25.

1er *décembre.* — Déjeuner : bouillie d'avoine et fruit, 1 hect. 6 décag., 0 fr. 10. Dîner : pain et pommes, 1 hect. 6 décag.; 0 fr. 16. Total, 3 hect. 2 décag., 0 fr. 26.

2 *décembre*. — Déjeuner : bouillie d'avoine et fruit, 1 hect. 28 gr., 0 fr. 8. Diner : pain, potage aux pois et fruit, 1 hect. 4 décag. 4 gr., 0 fr. 15. Total, 2 hect. 7 décag. 2 gr. Prix : 0 fr. 23.

Donc, j'avais consommé pendant la quatrième semaine 1 kil. 3 hect. 7 décag. 5 gr. de nourriture, qui m'avaient coûté 1 fr. 33, ou une moyenne de 2 hect. 5 décag. 6 gr. par jour, au prix de 20 cent. environ.

Résumons maintenant les résultats de mon expérience du régime végétarien pendant un mois.

Pendant la première semaine, je consommai 1 kil. 8 hect. 4 décag. de nourriture, au prix de 3 fr. 75, ce qui donnait une moyenne quotidienne de 2 hect. 6 décag. 4 gr. par jour, au prix de 0 fr. 55.

Pendant la seconde, je consommai 1 kil.

9 hect. 3 décag. 6 gr. de nourriture, qui avaient coûté 3 fr. 70, ce qui faisait une moyenne de 2 hect. 8 décag. 8 gr. de nourriture par jour, au prix de 0 fr. 52.

Pendant la troisième, 1 kil. 6 hect. de nourriture, qui avaient nécessité une dépense de 2 fr. 30, en moyenne 2 hect. 2 décag. 8 gr. de nourriture par jour, au prix moyen de 33 cent. par jour.

Pendant la quatrième, 1 kil. 3 hect. 7 décag. 5 gr. de nourriture, qui avaient coûté 1 fr. 33, en moyenne 2 hect. 5 décag. 6 gr. par jour, au prix de 20 cent. par jour.

Le total solide ou le poids net de ma nourriture, pendant quatre semaines, avait donc été de 6 kil. 5 hect. 3 décag. 4 gr.

Le prix pour un mois, 11 fr. 8.

Le poids moyen par semaine, 1 kil. 6 hect. 6 décag. 3 gr.

Le poids moyen par jour, 2 hect. 5 décag. 8 gr.

Le prix moyen par semaine, 2 fr. 50.

Le prix moyen par jour, 0 fr. 40.

Au bout du mois je pesais 12 stones, comme au début de mon expérience. Ma santé, de plus, était certainement meilleure qu'elle ne l'était lorsque je commençai cette expérience, et je pouvais accomplir une plus grande quantité de travail, ou du moins la même quantité avec moins de fatigue. Je continuerai donc cette expérience et la conduirai avec plus de soin encore, afin de découvrir quel est le genre de nourriture le meilleur et quelle quantité de nourriture est nécessaire à l'homme qui veut accomplir beaucoup de travail, et faire ce travail aussi bien que possible, pendant aussi longtemps que possible.

Quoique l'expérience du docteur Nicholls suffise amplement pour convaincre les plus sceptiques, comme fin à ce chapitre, j'ajouterai que moi-même j'ai vécu pendant trois ans en végétarien strict. Ces trois années,

passées en Angleterre et en Autriche, celles
de ma vie où je me suis le plus fatigué mo-
ralement et physiquement, sont celles aussi
où je me suis le mieux porté. Cela tenait à
mon régime plus sain. Je ne puis maintenant pratiquer le végétarisme autant que je
le désirerais, pour cette raison, qu'à Paris,
on ne trouve pas, comme à Londres, à
Vienne et à Berlin, de restaurants végétariens, et que les membres de ma famille, tous
enragés carnivores, se sont toujours opposés
énergiquement à la cuisine végétarienne. Il
n'y a guère que ma chère mère, qui, de temps
en temps, veuille bien être un tout petit peu
de mon avis, mais si peu, si peu... et cela
se comprend : Qui donc a jamais pu être
prophète dans sa famille ?

CHAPITRE VI

EXPÉRIENCE DIÉTÉTIQUE DE M. ROUSSEAU

OUVRIER LIMEUR AUX PIÈCES

Tout n'est pas rose dans le métier de limeur aux pièces. — La force qu'un homme doit ambitionner n'est pas celle de l'athlète qui soulève un poids monstrueux dans un effort convulsif, c'est la force durable, sans faiblesse et sans intermittence. — C'est aussi la force morale! — Ce que lui disent les camarades et ce qu'il leur répond. — Pour le travail, il ne craint aucun mangeur de viande. — Il ne faut pas essayer du végétarisme pendant un mois seulement, mais pendant deux au moins. — Économie domestique d'un ouvrier célibataire, végétarien, pendant trois mois, représentant une période de chômage intermittent du 1er janvier au 5 avril 1883.

Comme pendant à l'expérience du docteur Nicholls, je donnerai un extrait d'une lettre que M. Rousseau, un ouvrier de mes amis, m'a adressée dernièrement. Elle ramènera peut-être quelques sceptiques. Le travail du limeur est, on le sait, un des plus fatigants pour les muscles. A la journée, il est déjà pénib'e; à la tâche, il est pernicieux.

« Les ouvriers sont élevés, dès l'enfance, dans le culte de la force parce qu'ils comprennent qu'aujourd'hui encore, la vigueur de leurs bras est presque leur seul gagne-pain, la sauvegarde de l'avenir pour le nid familial et pour eux-mêmes. Mais qu'ils me laissent leur dire, leur répéter que la force qu'ils doivent ambitionner, ce n'est pas celle de l'athlète, qui soulève un poids monstrueux dans un effort convulsif; c'est la force durable, sans faiblesse et sans intermittence qui permet d'éviter l'épuisement malgré le dur labeur de chaque jour; c'est aussi la force morale qui le maintient ferme et droit au milieu de toutes les circonstances dépressives auxquelles il est en butte.

« Mes camarades me disent souvent, quand je leur parle végétarisme, qu'un

homme qui se livre à un travail manuel
très-dur ne peut pas être végétarien. Bê-
tises que tout cela! Je puis prouver que,
me nourrissant d'un régime urement et
strictement végétal, j'ai fait plus de travail
et j'ai pu travailler pendant un plus grand
nombre d'heures que la plupart de ceux de
mes camarades qui lisent ces quelques lignes.
Je ne suis pas un ouvrier pour rire, et
ceux qui savent ce que c'est que le métier
de limeur aux pièces sont là pour le dire.
Eh bien, pour le travail, je ne crains aucun
mangeur de viande. En donnant le résultat
de mon expérience du régime végétarien, ce
que je ne fais que pour réfuter les absurdités
de ceux qui prétendent que sans viande on ne
peut travailler avec vigueur, je ne dois pas
oublier d'ajouter que depuis que j'ai adopté
le végétarisme, je n'ai jamais eu un jour de
maladie, je n'ai jamais eu besoin de médecin.
Je suis heureux de pouvoir répéter par écrit
ce que j'ai dit si souvent à mes camarades :

Que ceux qui sont dans la gêne par suite de chômage, de salaires insuffisants ou du nombre de leurs enfants, se le tiennent pour dit. Je voudrais voir tous ces gens-là essayer du végétarisme, non pas pendant un mois, parce qu'un mois ne suffit pas pour juger d'un régime qui, par suite de l'abandon des excitants habituels, cause tout d'abord une certaine faiblesse, mais pendant deux mois. Ils m'en diront des nouvelles.

« En attendant, je leur dédie le petit calcul suivant :

Économie domestique d'un ouvrier célibataire (végétarien) du 1ᵉʳ janvier au 5 avril 1883 :

Situation d'épargne au 31 décembre 1882, ci : 230 francs.

Recettes du 31 décembre 1882 au 5 avril 1883 :

		fr.	c.
Paye du 31 décembre 1882....................		22	50
— 20 janvier 1883....................		14	25
— 5 février —		43	75
— 20 février —		20	95
— 5 mars —		47	15
— 20 mars —		31	20
— 5 avril —		34	00
	Total......	213	80

Recettes............ 213 80

Dépense du 1er janvier au 5 avril 1883,
    pour nourriture................... 60 20
Pour frais généraux : blanchissage, chauf-
    fage, éclairage, ygiène, correspon-
    dance, courses, etc................. 53 80
Deux termes de loyer.............. 65 »
Pour chaussure et linge............ 15 »

Total....... 194 » ci: 194 »
Reste..... 19 80

pour l'épargne.

« Ce trimestre représente une période de chômage intermittent. J'ai pu avec le salaire minimum de deux francs vingt-cinq centimes me procurer une nourriture abondante et m'entretenir en vêtements, linge, chaussures, etc., et ajouter la somme de dix-neuf francs quatre-vingts centimes à mon épargne[1]. »

---

[1] La lettre de M. Rousseau n'est pas la seule lettre d'ouvrier que je possède. J'en ai reçu bien d'autres. Il est inutile de les reproduire dans cet ouvrage, celle-ci me suffit.

CHAPITRE VII

OBJECTIONS ET RÉPONSES

Votre rég'me peut se pratiquer dans la zone torride, mais nullement dans les pays froids. — Votre régime ne vous donne pas de forces. — Nous avons essayé du végétarisme pendant quelques jours, et nous ne nous en sommes pas bien trouvés. — Que deviendront tous nos animaux sous votre régime végétarien? — Mais la conservation de notre race peut avoir à souffrir de l'adoption du végétarisme. — Mais je me porte très-bien, cela me suffit. — Ce que vous dites est très-vrai, mais je suis trop malade. — Notre industrie et notre commerce souffriront de l'adoption du régime végétarien. — Où irons-nous prendre l'engrais nécessaire à notre agriculture quand nous n'aurons plus autant de bétail? — Admettons, mais je me sens trop faible de caractère, ou trop vieux, pour changer de régime. — Votre régime ne peut pas être suivi dans notre vie sociale.

1º Le végétarisme peut se pratiquer dans la zone torride, mais nullement dans les pays froids.

Réponse : L'expérience prouve, au contraire, que sous toutes les latitudes et partout où l'on peut se procurer des fruits, certains peuples vivent comme nous.

2° Votre régime ne vous donne pas de forces, tout au moins pas suffisamment pour vous permettre de vous livrer à des travaux manuels. C'est précisément le contraire. L'expérience a prouvé surabondamment que c'est parmi les hommes frugivores qu'on trouve les ouvriers les plus persévérants et les plus robustes. Nous ne sommes affaiblis sous aucun rapport, mais nous risquons moins de nous surmener, n'étant pas trompés sur nos forces réelles par des stimulants qui agissent sur nous comme le fouet sur le cheval, sans augmenter réellement notre puissance corporelle.

3° Nous avons essayé de votre régime pendant quelques jours, et nous nous en sommes mal trouvés.

Réponse : Vous avez ressenti une certaine faiblesse pendant les premiers jours. Cela ne m'étonne pas. Les gens qui, habitués à une nourriture animale, se mettent brusquement au régime végétal éprouvent tout d'abord de l'abattement, de l'affaissement, de la faiblesse même. Ce phénomène, signalé déjà par M. le docteur Jousset chez ses phthisiques mis au maigre, est analogue à celui que présentent pendant les premiers temps les buveurs sevrés de leur liqueur favorite. Il est dû à la cessation de l'excitation factice provoquée par la viande. Cette faiblesse apparente ne tarde pas à faire place à un bien-être réel et à une augmentation véritable des forces.

4° Les médecins sont les plus compétents dans ces sortes de matières, et cependant ils sont les adversaires du végétarisme. Réponse : Je crois que les médecins accepteraient volontiers la doctrine de Pythagore, s'ils l'avaient inventée. Les médecins, du reste, seraient fâchés de voir le végétarisme adopté d'une façon générale. Ils n'auraient plus de malades. Ce ne sont pas les médecins, mais la nature qui est la plus compétente ; c'est elle qui doit être notre meilleur guide, même celui des médecins. Beaucoup d'entre eux, en somme, sont déjà nos amis.

5° Que deviendront tous les animaux sous votre régime végétarien? La réponse est des plus faciles. Qu'on cesse de les élever ; la nature saura bien vite rétablir son équilibre. L'élevage des animaux est purement artificiel, ils sont multipliés à dessein par nous, par l'importation et tous les moyens imaginables. Rappelez-vous aussi qu'une augmentation des terres en culture nécessiterait également l'emploi d'un grand nombre de bœufs pour labourer le sol. Quant aux lapins, lièvres, gibier, personne n'ignore que ces animaux sont maintenus en nombre excessif par les grands propriétaires de chasses réservées. On ne voit pas, en effet, d'accroissement exagéré chez les races d'animaux dont l'homme ne se sert pas pour son alimentation, ce qui démontre bien que ses habitudes ont détruit pour l'instant l'équilibre juste de la nature. Est-ce que vous mangez les rats, les souris, les chats, les chiens et les chevaux ? La viande de ces animaux est très-appréciée chez certains peuples qui, en revanche, ont en horreur les viandes en usage chez nous. C'est une pure affaire d'habitude.

6° Mais la conservation de notre race peut avoir à souffrir de l'adoption du végétarisme ? Réponse : C'est l'inverse qui a lieu. Le régime végétarien produira et élèvera une génération saine. Nos générations actuelles sont les plus maladives, précisément dans les endroits où l'on se conforme le moins à la nature, c'est-à-dire, dans les villes.

7° Mais je me porte très-bien, cela me suffit. Réponse : Le nombre de gens qui ont parlé comme vous et qui sont morts prématurément est considérable. Pourquoi, parmi les hommes civilisés, y en a-t-il tant qui meurent en bas âge, et si peu qui arrivent à un âge avancé sans avoir été malades?

Ce qui est si vrai que l'on regarde comme une calamité d'arriver à la vieillesse, parce qu'on ne se la représente que comme nécessairement accompagnée d'une foule de maux.

8° Ce que vous dites là est très-vrai, mais je suis trop malade. Réponse : Eh bien, beaucoup de végétariens se recrutent précisément parmi ceux condamnés ou abandonnés par les médecins.

9° Notre industrie et notre commerce souffriront de l'adoption du végétarisme. Réponse : L'industrie et le commerce sont faits pour l'homme, et non pas l'homme pour eux. Nous cherchons notre texte dans les choses belles et durables.

10° Où irons-nous prendre l'engrais nécessaire à l'agriculture quand nous n'aurons plus autant de bétail? Réponse : En Chine, comme nous le confirme encore le dernier rapport de M. Piman, consul français dans ce pays, en Chine, disons-nous, où l'on compte quatre cent quarante-sept millions d'habitants, ce qui fait qu'un hectare doit nourrir dix à quinze habitants, et où l'on a, depuis des siècles, résolu ce problème d'obtenir de riches récoltes sans engrais animal, ce dernier étant remplacé par des engrais végétaux ou artificiels. Les essais qui se font en Europe sont également concluants.

11° Admettons, mais je me sens trop faible de caractère ou trop vieux pour changer de régime. Réponse : Nous y voilà; mais celui qui est pleinement convaincu trouvera que c'est très-facile; et, d'ailleurs, est-on jamais trop âgé pour devenir raisonnable?

12° Votre régime ne peut pas être suivi dans notre vie sociale. Réponse : Dans certains cas, cela peut être difficile; mais il peut être suivi partout avec un peu de bonne volonté[1].

[1] Reproduit en partie du *Journal de la Société végétarienne de Genève.*

CHAPITRE VIII

RECETTES [1]

Froment. — Pain de son ou de Graham. — Biscuits. — Bouillie de froment. — Soupe à la farine non blutée. — Macaronis. Le maïs : bouillie de maïs ; polenta. — Le riz : riz étuvé, bouillie de riz. — Le sarrasin : gruau de sarrasin. — Pommes de terre : pommes de terre en robes ; bouillie de pommes de terre ; purée de pommes de terre ; pommes de terre aux champignons frais ; soupe aux pommes de terre et à l'orge mondé. — Légumineux et légumes : lentilles étuvées ; petits pois au tapioca ; haricots au riz ; pois aux haricots à l'orge mondé et aux pommes de terre ; fèves blanches, lentilles, pois jaunes, carottes, côtes. — Potages : potage aux fèves, potage au riz, potage aux lentilles. — Repas d'un prix plus élevé. — Turbot végétarien, soufflé brabançon, soupe sultane. — Riz-baba. — Potage Élisée Reclus. — Grenouilles aux épinards. — Crème de fécule. — Potage au gruau d'avoine. — Timbale végétarienne. — Plum-pudding au froment. — Conserves de légumes et de fruits pour l'hiver. — Menus de quelques banquets végétariens.

Je donnerai maintenant comme aperçu seulement un petit nombre de plats simples,

[1] Reproduit en partie du *Journal de la Société végétarienne de Genève*, la Réforme alimentaire.

bon marché, et en même temps des plus nutritifs. Les recettes que je vais donner prouveront que la cuisine végétarienne ne manque pas de variété, toute simple qu'elle est. Vous remarquerez, lecteurs, qu'on n'a pas besoin d'une batterie de cuisine importante, et que chacun peut préparer son dîner même sur une lampe à esprit-de-vin.

LE FROMENT

est l'aliment le plus important, car sa composition se rapproche le plus de celle du lait. Mais il ne conserve toutes ses qualités nutritives que lorsque le son contenant la plus grande partie du gluten n'en est pas séparé. C'est pourquoi l'on devrait faire tous les farinacés avec de la farine non blutée.

PAIN DE SON OU DE GRAHAM [1]

Quiconque dispose d'un fourneau potager

[1] On peut se procurer du pain de Graham, 14, avenue d'Eylau, et 15, rue de Montholon.

et estime le pain pur et savoureux devrait le cuire à domicile.

Prenez 1 litre de farine fraîche de froment, finement égrugée et non blutée, ajoutez près d'un demi-litre d'eau tiède (ou de lait), mélangez l'eau à la farine en remuant continuellement, jusqu'à ce que la pâte devienne égale et ductile, pétrissez jusqu'à ce que la surface de la pâte devienne également humide, unie et sans fentes ni gerçures, et qu'elle se détache de la main et de l'ustensile, formez des pains de l'épaisseur de 4 à 6 centimètres, laissez reposer la pâte dans un endroit chaud, et faites-la cuire dans le fourneau. Il faut que le bon pain soit poreux, facile à couper, lié, d'une odeur et d'un goût doux et aromatiques. Si la croûte est trop dure, enveloppez-la quelque temps dans des draps mouillés. Toute addition de sel ou de levain est superflue et gâte le pain.

On fait des

BISCUITS

en préparant avec la pâte des gâteaux minces
(1—2 centimètres) et en les faisant cuire
lentement dans un four pas trop chauffé,
jusqu'à ce qu'ils deviennent parfaitement
durs et secs.

Le prix d'une livre de pain de son cuit à
la maison est de 15 à 18 centimes quand on
prend la farine égrugée au moulin, mais il
sera beaucoup plus bas si l'on égruge soi-
même le froment dans un moulin à la main.

Si le pain de son est rassis, exposez-le
pendant 10 minutes à la vapeur d'eau bouillante dans un pot à étuves.

BOUILLIE DE FROMENT

Faites tremper les grains entiers de froment pendant 24 heures dans l'eau, puis
faites-les cuire rapidement et mettez-les à
l'étuve jusqu'à ce que chaque grain se dé-

pouille et ressemble à une petite pomme de terre. Servez au lait ou aux fruits cuits.

SOUPE A LA FARINE NON BLUTÉE

Mêlez avec de l'eau, après avoir été roussie au beurre, de la farine, et faites cuire 15 à 20 minutes jusqu'à ce que la bouillie devienne épaisse. Cela se mange chaud ou froid.

Des pommes de terre coupées en dés sont une addition agréable.

Frais par personne :

12 décagrammes de farine	}	10 centimes.
1 ” de beurre		

MACARONIS

Faites-les cuire dans de l'eau salée jusqu'à ce qu'ils deviennent mous, mais pas déformés (le mieux serait dans un pot à double fond); jetez l'eau et arrosez les macaronis au beurre chaud ou mêlez-les avec du pain de son râpé et faites roussir au beurre. (Ce plat peut être combiné avec de la purée de pois ou de lentilles, ou avec de la farine de pain de son.)

Frais par tête :

6 ou 8 décagrammes de macaronis
1   »   de beurre   } 12 à 15 centimes.

LE MAÏS

se distingue des autres céréales par les grandes quantités de graisse qu'il contient. La semoule de polenta italienne est la plus nourrissante.

BOUILLIE DE MAÏS

Mêlez la farine de maïs à l'eau bouillante jusqu'à ce qu'elle forme une bouillie épaisse qui se mange chaude ou froide avec ou sans beurre, lait ou fruits.

Frais par tête :

8 décagrammes de farine
1   »   de beurre   } 4 à 7 centimes.

POLENTA

Mêlez de la grosse semoule de polenta sur un feu vif à de l'eau salée en ébullition, en remuant continuellement, et faites cuirejus-qu'à ce que la pâte se détache de la casserole ou du pot. Servez avec du fruit ou arrosez de beurre chaud.

12 décagrammes de semoule } 10 centimes.
1   »   de beurre }

LE RIZ

est 4 ou 5 fois plus nourrissant que les pommes de terre, mais pas autant que les légumes et les céréales.

RIZ ÉTUVÉ

Aux Indes on fait bouillir le riz un quart d'heure à l'eau avec un peu de sel, puis une heure dans le pot à étuver jusqu'à ce qu'il monte et devienne sec.

Frais par tête :
15 décagrammes de riz, 10 centimes.

BOUILLIE DE RIZ

Faites bouillir le riz à petit feu jusqu'à ce qu'il devienne mou et épais, et ajoutez un peu de beurre et de sel.

Frais par tête :

10 décagrammes de riz
1   »   de beurre   } 8 à 10 centimes.

LE SARRASIN

est à peu près de la même valeur nutritive que le riz.

GRUAU DE SARRASIN

Faites épaissir les gruaux à l'eau bouillante en remuant continuellement jusqu'à ce que la bouillie devienne molle, ce qui arrive après une demi-heure ou une heure. Ajoutez du lait ou servez avec des pommes de terre.

Frais par tête :

8 décagrammes de gruau
1   »   de beurre   } 10 centimes.

POMMES DE TERRE

POMMES DE TERRE EN ROBES

La partie la plus nourrissante étant près de la pelure, on ne pèle pas les pommes de terre quand elles sont nouvelles. Mettez-en, toutes de la même qualité et de la même grandeur, dans un pot, couvrez d'un peu d'eau et faites cuire un moment, mettez de côté pour laisser étuver. Quand elles sont à point, finissez en faisant bouillir vivement pendant 1 ou 2 minutes, jetez l'eau, ôtez le couvercle et laissez évaporer.

Pelez les pommes de terre d'automne, faites tremper dans l'eau froide, mettez au feu dans de l'eau bouillante.

BOUILLIE DE POMMES DE TERRE

Écrasez les pommes de terre cuites à point avec une large fourchette, jamais avec une cuiller, et remuez avec du beurre ou du lait bouillant. En y mêlant au lieu de beurre du pain de son rôti et râpé, on a une nourriture savoureuse et consistante.

Frais par tête :

50 décagrammes de pommes de terre		
3 » de pain	}	10 centimes.
1 » de beurre		

PURÉE DE POMMES DE TERRE

Coupez les pommes de terre pelées et lavées, faites cuire dans l'eau à point, faites passer par un tamis, mêlez avec du lait frais. Ajoutez un peu de sel, mettez encore une fois sur le feu, ajoutez un peu de beurre frais, et quand le mélange commence à bouillonner, mêlez avec deux jaunes d'œufs battus au lait.

POMMES DE TERRE AUX CHAMPIGNONS

Pelez les champignons, supprimez les queues et les petites feuilles au-dessous des

15

têtes, et lavez. Mettez du beurre dans un pot ; s'il est jaune, on y ajoute des pommes de terre coupées rondes et pelées, et des champignons brisés en morceaux ; si ces derniers sont très-petits, on peut laisser les têtes entières. Prenez quantité égale de pommes de terre et de champignons, pour une assiette à soupe de chacun 100 grammes de beurre. Ajoutez une cuillerée à soupe d'eau bouillante, couvrez bien et laissez étuver pendant une demi-heure.

SOUPE AUX POMMES DE TERRE
A L'ORGE MONDÉ

Faites tremper l'orge mondé pendant 12 heures à l'eau froide, faites cuire à point. Mêlez-y quelques pommes de terre pelées, coupées en dés, et un peu de beurre.

Frais par tête.

7 décagr. d'orge		
25 » de pommes de terre	}	12 centimes.
1 » de beurre		

LÉGUMINEUX ET LÉGUMES

Les légumineux sont plus nutritifs que les céréales. On devrait les échauder à l'eau bouillante deux jours avant la cuisson. Les cosses des légumineux sont indigestes.

LENTILLES ÉTUVÉES

Mettez des lentilles trempées ou fendues dans un pot d'eau, couvrez-les, râpez-y quelques pommes de terre farineuses, faites braiser le tout avec un peu de beurre jusqu'à ce qu'elles aient la consistance de bouillie.

Frais par tête :

12 décagr. de lentilles
1 grande pomme de terre } 14 centimes.
1 décagr. de beurre.

PETITS POIS AU TAPIOCA

Faites tremper les pois fendus pendant 12 heures, mettez-les à l'eau fraîche sur un feu modéré. Faites cuire à point du tapioca passé plusieurs fois au feu et à l'eau froide, et tamisé au moment où il devient chaud, et mêlez-le aux pois avec un peu de beurre.

Frais par tête :

10 décag. de pois
1   »   de tapioca   }   **12** centimes.
1   »   de beurre

HARICOTS AU RIZ

Faites tremper les haricots deux jours et faites cuire jusqu'à ce que l'on puisse les faire passer par un tamis, mêlez au riz cuit.

POIS OU HARICOTS A L'ORGE MONDÉ AUX POMMES DE TERRE

Laissez tremper l'orge et les pois 12 heures et faites cuire. Quand le tout est à peu près mou, ajoutez des pommes de terre coupées en tranches et mettez le tout à l'étuve.

Frais par tête :

6 décagr. de pois		
6 » de tapioca	}	8 centimes.
5 » de pommes de terre		

FÈVES BLANCHES

Faites cuire les fèves à point, ajoutez du sel et des pommes braisées. On peut aussi servir avec une sauce au beurre, aux oignons ou au persil, et ajouter des pommes de terre frites. Cependant on peut se passer de pommes. 500 grammes pour 5 personnes.

LENTILLES

Faites cuire à l'eau douce, versez dessus une sauce aux oignons et servez aux prunes cuites.

POIS JAUNES

Faites cuire à point, mêlez, salez, mettez encore une fois sur le feu et servez au beurre brun avec ou sans oignons. Ajoutez des

pommes de terre frites. 1 kilog. pour 5 personnes

CAROTTES

Mettez du beurre frais dans l'eau; quand
elle bout, ajoutez des carottes coupées trans-
versalement et en petits morceaux. Ajoutez
un peu de sel, et quand elles sont cuites à
point, liez la sauce avec une cuillerée de farine blanche, et mêlez avec beaucoup de
persil.

CÔTES

Détachez les feuilles vertes, coupez le
blanc en petits morceaux et faites cuire 15
à 20 minutes. Faites une sauce blanche en
mettant un morceau de beurre frais avec de
la farine que vous faites fondre sur le feu
avec une pincée de sel. Ajoutez peu à peu
du lait en brassant toujours jusqu'à ce que
la sauce soit bien liée. Enfin laissez mijoter

les côtes dans la sauce sur le feu pendant quelques instants.

POTAGES

POTAGE AUX FÈVES

Faites cuire les fèves à point, ajoutez un peu de beurre frais avec beaucoup de poireau haché menu, faites bien cuire.

POTAGE AU RIZ

Mettez dans l'eau du beurre, du sel, des oignons et du céleri, faites cuire, ajoutez du riz échaudé, ou des vermicelles fins ou de la semoule; dans ce dernier cas on fait bouillir un jaune d'œuf dans la terrine et l'on verse la soupe. Pour quatre personnes, il faut toujours 50 grammes de riz.

POTAGE AUX LENTILLES

Comme le potage aux pois. Après avoir fait passer par un tamis, faites rôtir de la farine dans du beurre, jusqu'à ce qu'elle devienne brune claire, et mêlez.

SOUPE AUX OIGNONS

Prenez 6 oignons pas trop gros, émincez, lavez en laissant tremper une demi-heure dans l'eau. Brassez dans une casserole avec 60 grammes de beurre jusqu'à ce que le jus soit tout absorbé; ajoutez une grande cuillerée de farine, remuez bien, faites rôtir un peu et additionnez deux litres, d'eau. Faites cuire une heure, liez avec deux jaunes d'œufs et servez sur des rôties. (4 personnes.)

SOUPE SULTANE

Faites bouillir dans une casserole, ou mieux dans un poêlon en terre, deux litres de lait, avec une demi-livre de sucre, le zeste d'un citron, trois feuilles de laurier, et une brisure de cannelle.

Dans une autre casserole, délayez six jaunes d'œufs dans le tiers du lait bouilli et aromatisé. Tournez la liaison jusqu'à ce qu'elle s'épaississe.

La soupière garnie de pain est prête, versez-y le lait bouilli, et ajoutez-y peu à peu le lait de liaison; servez chaud.

Régal.

POTAGE ÉLISÉE RECLUS

Faites revenir dans du bon beurre trois ou quatre oignons, puis mouillez avec du bouillon de haricots cuits pendant au moins une heure. Puis prenez un cent de marrons ou de grosses châtaignes, et décortiquez-les; faites-les cuire avec une partie du bouillon; ensuite écrasez-les, sauf, si l'on veut, ceux qui sont restés entiers, — et faites une purée avec les deux parties restantes du bouillon. Au moment de servir, ajoutez quelques cuillerées de lait.

Ce potage est très-réconfortant.

POTAGE AU GRUAU D'AVOINE

On introduit en pluie fine, dans l'eau presque bouillante, quelques cuillerées de farine d'avoine écossaise. On ajoute un peu de sel, du beurre, et l'on fait bouillir quelque temps en remuant constamment. Il faut avoir soin de prendre assez d'eau pour que la bouillie ne s'épaississe pas trop. On peut servir ce potage avec une mince tranche de citron dans l'assiette.

TURBOT VÉGÉTARIEN

On fait une bonne omelette avec des œufs et un peu de farine. Séparer les jaunes et battre les blancs en neige, puis mêler le tout. On peut mettre une cuiller à soupe de farine pour quatre œufs. On fait cuire l'omelette des deux côtés; on la roule en forme de turbot, et on l'arrose d'une sauce (blanche) aux câpres.

GRENOUILLES AUX ÉPINARDS

Pour huit personnes, prenez : deux petits pains à 0,05 — deux cuillerées à soupe de persil haché, et autant de cerfeuil — cinq œufs — vingt grammes de beurre frais — une bonne assiette d'épinards.

Les feuilles d'épinards doivent être échaudées légèrement, et placées sur un tamis. Coupez les petits pains en tranches fines, et trempez-les dans du lait; exprimez-en ensuite le lait qui est de trop, et ajoutez le persil et le cerfeuil, qu'on fait d'abord mijoter dans un peu de beurre.

Prenez trois œufs; faites-en des œufs brouillés, et ajoutez-les à la masse, ainsi que les autres œufs et le beurre frais, en ayant soin de bien remuer.

La farce ainsi obtenue est enveloppée par petits paquets de la grosseur d'une grenouille, dans chaque feuille d'épinard. On replie les feuilles avec soin, de façon que la farce ne puisse pas passer pendant la cuisson.

Prenez une casserole, graissez-la avec du beurre frais, ajoutez-y un peu d'eau, et mettez-y vos grenouilles, que vous laissez ainsi pendant une demi-heure. Il ne doit rester que peu d'eau dans la casserole.

Faites la sauce suivante : prenez soixante grammes de beurre frais, l'eau dans laquelle ont cuit les grenouilles, et deux tiers de lait. Cuisez votre sauce, en y ajoutant deux jaunes d'œufs, de la crème, et servez sur vos grenouilles.

SOUFFLÉ BRABANÇON

Faites fondre du beurre gros comme un œuf. Ajoutez-y une grande cuillerée de farine et un quart de litre de lait. Mettez le tout au feu, laissez refroidir; ajoutez alors quatre jaunes d'œufs, 125 grammes de fromage de Gruyère et un peu de parmesan râpés. Battez bien les blancs en neige et ajoutez-les.

CRÈME DE FÉCULE

Battez un jaune d'œuf dans un bol, ajoutez six cuillers à café d'eau froide, mélangez le tout ; versez deux cuillerées de farine de pommes de terre, délayez dans l'eau, et faites bouillir jusqu'à formation d'une gelée compacte. En ajoutant quelque peu de lait, de sel et de sucre, et, si l'on veut, un arome, vous aurez un excellent aliment, nutritif pour les estomacs débiles.

TIMBALE VÉGÉTARIENNE

On fait une sauce avec de la farine, du beurre et du *bouillon de poireau*. On y met des petits pois, des têtes d'asperges, des champignons, des petites carottes et des choux-fleurs, tous légumes qu'on a fait cuire séparément.

On sert cette garniture seule, ou dans une timbale faite avec de la pâte feuilletée au beurre.

RIZ-BABA

On couvre le riz dextriné avec de l'eau ou du lait; on aromatise avec la vanille, le citron, ou tout autre parfum, et l'on fait bouillir en agitant constamment. Si le lait ou l'eau disparaît, on en ajoute peu à peu.

Quand le riz est cuit à point, on le verse dans un plat ou un moule bien beurré; on saupoudre de sucre en ajoutant de ci de là un petit morceau de beurre. On expose au feu dessus et dessous, et l'on sert dans un plat.

Ce gâteau, très-léger et très-sain, est aussi bon froid que chaud.

PLUM-PUDDING AU FROMENT

Cent grammes de raisins de Corinthe, et cent grammes de raisins sultan tous deux bien lavés. Deux cents grammes de mie de pain, émiettée aussi fine que possible. Cent grammes de beurre frais, que l'on fait fondre pour opérer le mélange. Un peu de sel. Deux œufs battus. Un peu de lait. Soixante-quinze grammes de farine.

Pétrir le tout assez longtemps, le tasser dans une forme qui ferme bien, ou dans un bol graissé au beurre, et attaché dans une serviette saupoudrée de farine, et le faire cuire de six à huit heures dans l'eau bouillante.

CONSERVES DE LÉGUMES ET DE FRUITS
POUR L'HIVER

Cueillir les légumes par un temps sec. Les mettre dans des bouteilles à large goulot, sans aucune espèce d'assaisonnement. Boucher à la mécanique avec des bouchons sensiblement plus gros que le goulot des bouteilles, et préalablement trempés environ une demi-heure dans l'eau bouillante, afin de les assouplir et de faciliter le bouchage. Puis ficeler le bouchon, envelopper les bouteilles soit avec du foin, soit avec des chiffons, pour les empêcher de se casser. (On peut dans le même but les placer dans les cases d'un panier à bouteilles.) Enfin plonger les bouteilles dans l'eau bouillante, et laisser bouillir deux heures et demie pour les pois, même temps pour les haricots verts, et trois heures et demie pour les flageolets.

Se garder d'ajouter de l'eau froide pendant l'ébullition, et ne retirer les bouteilles que lorsque l'eau est complétement refroidie, sous peine d'accident.

Les fruits, cerises, mirabelles, reine-Claude, brugnon, etc., se traitent de la même manière, avec cette différence qu'aussitôt que l'eau commence à bouillir, il faut éteindre le feu.

En dernier lieu, on a soin de cacheter toutes les bouteilles et de les coucher dans un endroit frais.

CONSERVATION DES OEUFS.

Pour conserver les œufs pendant l'hiver, dit le docteur Bonnejoy, l'auteur d'un ouvrage ayant pour titre : *Principes d'alimentation rationnelle,* et publié chez Berthier, ouvrage que je recommande aux végétariens, il faut les mettre dans du sel. On pourrait les conserver ainsi pendant deux ou trois ans, paraît-il. A cet effet, on met du sel dans l'eau jusqu'à saturation. Quand la saumure est faite et que l'œuf surnage, on jette de la cendre; il se forme ainsi une sorte de pâte dont on entoure chaque œuf, qu'on enveloppe ensuite de feuilles de chou ou de salade.

16.

BANQUET VÉGÉTARIEN

CHEZ LEMARDELAY, 100, RUE RICHELIEU

LE **26** MARS **1881**

Potages.

Crécy. — Gruau d'avoine.

Hors-d'œuvre.

Entrées.

Timbale végétarienne.
Pommes nouvelles au beurre.

Quaternains.

OEufs brouillés aux pointes d'asperges.
Fèves de marais à la sariette.

Salades.

Laitue et romaine au jus de citron.

Saccharins.

Riz-baba.
Crème à la fleur d'oranger.
Gâteau génois à l'abricot.

Dessert.

Fromages. — Compote d'ananas.
Confitures de groseilles. — Fraises.
Oranges. — Biscuits à la framboise.
Lait.
Pain de Graham.

SOCIÉTÉ VÉGÉTARIENNE DE PARIS

MENU DU 13 MAI 1881

Hors-d'œuvre variés.

Beurre d'Isigny. — Olives de Lucques.
Radis. — Caviar.

Potage.

Purée de champignons aux croûtons.

Relevé et entrées.

Bouchées de flamiche.
Tomates farcies au maigre.
Timbale de macaroni à la milanaise.

Rôt et entremets.

Savoyard rôti sauce madère.
Salade russe.
Pâté de cèpes truffé.
Petits pois à la française.
Parfait glacé.
Gaufrettes vanillées.

Desserts.

Fromages, pommes, poires, mandarines.
Oranges de Jaffa.
Lait.
Pain de Graham.

MENU VÉGÉTARIEN

DU 21 AVRIL 1882

Potages.

Purée de lentilles.
Soupe printanière.

Hors-d'œuvre.

Beurre. — Radis. — Olives.

Entrées.

OEufs à la coque.
Asperges en branches.

Quaternains.

Macaroni au blanc de poule.
Petits pois.

Saccharins.

Crème à la vanille.
Ruches d'amygdaline.
Savarin.

Desserts.

Fromage suisse.
Compote de pommes.
Confiture de fraises.
Dattes.
Oranges.
Gaufrettes.
Lait.
Pain de Graham.

MENU VÉGÉTARIEN

DU **20** MAI **1882**

~~~~~~~~~~

Potages.

Julienne. — Gruau d'orge.

Hors-d'œuvre.

Entrées.

Pointes d'asperges en sauce blanche.
Choux-fleurs aux tomates.

Quaternains.

Flageolets panachés.
Soufflé brabançon.

Saccharins.

Maquereaux en capilotade.
Plum-pudding au froment.
Bombe, vanille et abricot.

Dessert.

Fromages. — Fraises. — Cerises.
Compote d'ananas. — Gaufrettes.
Biscuits.

Lait.
Pain de Graham.
~~~~~~~~~~

BANQUET VÉGÉTARIEN

DINER DU 23 MARS 1883

Potage au blé vert.

Hors-d'œuvre.

Entrées.

Bouchées végétariennes.
Pudding aux épinards.

Quaternains.

Macaroni au rouge de coq.
Petits pois au beurre.
Salmis de champignons.

Salade.

Saccharins.

Crème caramel.
Biscuit au pain de Graham.
Parfait à la vanille.

Dessert.

Pommes.   Oranges.
Compotes.   Confitures.
Mendiants.   Gaufrettes.

Vins.

Champagne végétarien.
Pain de Graham.

CHAPITRE IX

CONSEILS AUX PERSONNES QUI ADOPTENT NOTRE RÉGIME

Persévérez. — Basez votre pratique sur des règles intelligentes plutôt qu'étroites et rigides. — Veillez à ce que votre premier déjeuner soit toujours un repas substantiel. — Variez votre régime; nourrissez-vous de préférence d'aliments qui nécessitent la mastication; ne buvez que peu. — Préférez les aliments naturels à ceux qui ont été fabriqués. — Ne faites pas d'excès. — Ne passez pas votre vie à manger. — Veillez à ce que votre nourriture soit apprêtée et servie sous une forme attrayante. — Faites que tout dans votre existence soit aussi pur que votre régime. — Mettez le corps et l'esprit en harmonie.

Pour terminer, donnons quelques conseils au profit de ces personnes que l'on voit si souvent, ayant adopté le végétarisme, se lancer d'un extrême à l'autre, choisir des aliments qui ne leur conviennent pas, perdre leur santé et finir enfin par abandonner le régime végétarien.

Lorsque des personnes habituées à une nourriture animale changent de régime, un peu de prudence est nécessaire au début. Les changements, qu'ils soient en bien ou en mal, causent toujours un certain trouble au commencement.

C'est pourquoi :

1° Persévérez. Vous ne serez pas long-temps avant de voir un meilleur régime porter ses fruits.

2° Basez votre pratique sur des règles intelligentes plutôt que rigides et étroites. Souvenez-vous que votre nourriture doit être adaptée tant en qualité qu'en quantité aux différentes saisons, emplois et périodes de la vie, et qu'hiver et été, jeunesse et vieillesse, travaux de l'esprit et travaux manuels, ont chacun leurs besoins respectifs et variés. Lisez, étudiez les ouvrages qui traitent de la diététique et de la physiologie. Mettez à profit aussi l'expérience des autres.

3° Veillez à ce que votre premier déjeuner

soit toujours un repas substantiel. Ceux surtout qui ne sont pas certains de pouvoir se procurer un repas substantiel vers onze heures ou midi, et qui peuvent être forcés d'attendre jusqu'au dîner sans autre chose dans l'estomac qu'un *lunch* pris entre les deux repas, devraient commencer la journée par une nourriture solide.

4° Variez votre régime. La nature nous a donné un choix abondant de mets différents; il n'y a donc aucune raison pour s'assujettir à un seul plat où à un seul article de nourriture. Ayez fréquemment sur votre table quelque chose de nouveau, des fruits surtout, indigènes ou étrangers.

5° Nourrissez-vous de préférence d'aliments qui nécessitent la mastication. Ceux qui se nourrissent habituellement d'aliments mous, mastiqués imparfaitement, donnent à leurs organes digestifs une tâche des plus lourdes à accomplir, et le résultat se traduit invariablement par des digestions difficiles.

6° Ne buvez que peu. Nourrissez-vous d'aliments solides plutôt que d'aliments liquides. Si vous mangez des fruits et que vous faites un usage fréquent du bain, vous n'aurez que peu de soif à vos repas. L'ingérence d'une grande quantité de liquide, de quelque sorte qu'il soit, rendra la mastication difficile et retardera la digestion.

7° Donnez la préférence aux aliments naturels sur ceux qui ont été fabriqués et à ceux qui ont passé par une manipulation domestique sur ceux qui ont été soumis à une manipulation commerciale. Le corps humain, par exemple, a besoin de sucre; le sucre naturel, celui que renferment tous les fruits arrivés à maturité est irréprochable; un usage constant de sucre extrait par la manufacture est au contraire une cause fréquente de flatuosités et de troubles dans les organes de la digestion. C'est pour cette raison que le pain fait de blé pur, moulu à la maison, est de beaucoup préférable à cet extrait que les meuniers vendent sous la dénomination de farine, et à l'aide duquel les boulangers fabriquent ce que l'on appelle du pain. Il en est de même d'autres extraits, tels que la Revalescière, etc., qui, quoique agréables au goût, sont une source de profits énormes pour le marchand, mais une perte pour le consommateur.

8° Ne faites pas d'excès. N'ayez pas trop de plats sur votre table. Préférez à des préparations élaborées et de haut goût qui tentent le palais, mais qui fatiguent les organes de la digestion, des aliments simples et purs. Je l'ai déjà dit, la plupart des gens mangent trop; une plus petite quantité de nourriture bien mastiquée soutiendrait le système beaucoup mieux. Souvenez-vous que ce n'est pas ce que l'on mange qui nourrit, mais ce que l'on digère. La digestion des aliments doit commencer à la cuisine.

9° Ne passez pas toute votre vie à manger. « Peu et souvent » est une maxime mauvaise, pour toute personne qui jouit d'une bonne santé. Trois repas suffisent amplement, et si vous voulez dormir bien, lorsque vous vous lèverez, vous sentir frais et dispos, et avoir de l'appétit à déjeuner, ne soupez pas. Un intervalle de cinq ou six heures entre chaque repas sera nécessaire pour donner à la digestion le temps de s'accomplir, et le dernier repas devrait être pris trois ou quatre heures au moins avant de se mettre au lit.

10° Voyez à ce que votre nourriture soit apprêtée et servie sous une forme appétissante,

Veillez à ce que cette nourriture soit non-seulement bonne, mais qu'elle vous soit servie aussi sous une forme attrayante. Il arrive souvent que des aliments nuisibles à la santé, mais qui ont été apprêtés de façon à flatter la vue et l'odorat, sont plus agréables au système que des aliments sains au point de vue chimique, mais d'un goût moins agréable. Pour ceux qui sont d'une santé délicate, cette considération est importante. C'est souvent pour l'enfant, pour l'adulte, une affaire de vie ou de mort, que des aliments sains aient été apprêtés sous une forme appétissante, qui plaira au goût autant qu'elle sera nourrissante, ou fagotés en une masse répugnante qui ne répond ni à l'une ni à l'autre de ces conditions.

11° Faites que dans votre existence tout soit aussi pur que votre régime. Ne vous contentez pas seulement de vous nourrir d'aliments sains préparés sous une forme attrayante, aux heures voulues et en quantités convenables; mais ayez soin de respirer jour et nuit un air pur, prenez de l'exercice, pratiquez aussi la plus grande propreté, et n'oubliez pas que quelle que soit la règle d'existence que vous enfreindrez maintenant, ses mauvais effets passeront aux yeux des autres pour les conséquences de votre régime plus sain.

12° Mettez le corps et l'esprit en harmonie.
Chez l'homme, la condition physique et la
condition morale dépendent l'une de l'autre.
Il est donc de la plus haute importance de
garder le moral comme le physique en état
de santé et, dans ce but, faire qu'il soit toujours occupé utilement. Qu'aucune de vos
journées ne se passe sans son heure de
repos, aucune sans son heure de joie, son
heure de travail, son heure de lecture, aucune sans musique, aucune sans la société
des enfants.

CHAPITRE X

CONCLUSION

Ainsi que je l'ai déjà dit dans un autre
ouvrage, et l'on ne saurait trop le répéter, la
France commence à se dépeupler.

M. Frary, dans son excellent livre, *le
Péril national,* attribue ce commencement
de dépopulation à plusieurs causes, mais

notamment à la cherté de la vie, et à ce fait, que nos jeunes gens redoutent les obligations, les charges, les soucis, la responsabilité du mariage, la privation des libertés du célibat.

Demandez à nos jeunes gens pourquoi ils hésitent autant à se marier.

Ils vous répondront :

« Nous ne le pouvons, nos moyens ne nous le permettent pas. » Il n'y a pas de doute qu'ils ont souvent raison. Nul ne peut jeter un coup d'œil sur nos jeunes filles, remarquer leur ton maniéré, leurs façons dans la rue, leurs habitudes chez elles, sans se sentir pris de chagrin et de regret, quand il se prend à réfléchir que ces poupées-là s'appellent les piliers de l'humanité, les mères de la race future. Mères, fi donc ! Jeunes gens, allez ailleurs, il n'y a rien pour vous. Mettez une de ces caricatures avec son luxe de fourrures, ses bijoux, sa coiffure stupide, ses falbalas extravagants, à côté d'une vraie

femme, une femme modeste, douce, intelli-
gente, aimable et aimante, regardez ce tableau, puis maintenant regardez celui-là !!!

Soyez-en sûr, jeune homme, la vraie
femme, celle qui vous aimera et se souciera
de vous, n'est pas introuvable, et lorsque
vous l'aurez trouvée, elle n'aura pas un désir
si grand d'une position si brillante. C'est
vous qu'elle recherchera, plutôt que ce qui
est vôtre. Elle attachera de l'importance à la
solidité de l'existence que vous pouvez lui
offrir, plutôt qu'à la splendeur de cette existence. Une femme comme celle-là s'efforcera
de s'accommoder de vos moyens, quels qu'ils
soient, et elle se mettra à l'œuvre gaiement
et de bon cœur pour vous aider dans l'ac-
complissement des devoirs de la position que
peuvent lui offrir vos moyens.

La vraie femme, il vous la faut chercher.
Elle ne parade pas comme un cheval de
cirque. D'habitude elle n'est pas élégante,
elle n'est pas riche. Oh! mais quel cœur

vous avez là une fois que vous l'avez trouvé !
Quand vous la regardez, vous vous étonnez
que les choses voyantes que vous aviez
remarquées étaient vraiment des femmes. Si
vous savez gagner son amour, mille francs
vous en paraîtront dix mille. Elle portera
des robes simples et les portera retournées
et reteintes même, quand cela sera nécessaire. Elle veillera à ce que dans votre petit
salon, ce réduit, au premier étage en descen-
dant du ciel, tout soit propre et en ordre,
et le soir, lorsque vous reviendrez au logis
fatigué des labeurs de la journée, elle vous
donnera une bienvenue telle, que vous croi-
rez votre nid plus près du ciel que jamais.
Avec un rien, elle saura régaler vos véritables amis, et c'est alors que vous verrez
combien peu le bonheur dépend de l'argent.
Elle vous inspirera (à moins que vous soyez
une brute) l'amour du foyer, et elle vous
enseignera à prendre en pitié, tout en la
méprisant, cette pauvre société élégante qui

se croit riche, et s'efforce en vain de paraître heureuse. Oh! ne dites plus : « Mes moyens ne me permettent point de me marier. » Allez, cherchez cette femme, cherchez bien, vous la trouverez. Loin de vous ce cigare, cette absinthe, ces boissons enivrantes, le tombeau des joies du foyer, soyez sensé, et cherchez votre compagne sensément.

Puis, après tout, n'est-ce pas sur vous surtout, sur vos habitudes et sur vos tendances à la dissipation, que le blâme devrait retomber? Nous avons la conviction que dans la majorité des cas, vous êtes seuls coupables des actes étourdis, souvent criminels, de nos jeunes femmes. Si vous n'étiez pas ce que vous êtes, elles ne seraient pas ce qu'elles sont, et quand vient la chute, c'est sur vos épaules que nous aimerions à voir le jugement le plus sévère retomber.

Cependant, comme nous désirons vous aider, alors même que le secours que nous aurions à vous offrir serait des plus humbles, nous vous donnerions le conseil de ne point faire du mariage une affaire de francs et de centimes seulement. C'est là un bien éphémère et passager. Faites du mariage ce que l'Être Suprême a entendu qu'il fût, veillez à ce que votre cœur soit pur et vos actions aussi, car l'impureté arrache à l'homme ses sentiments les plus nobles, aigrit l'existence, et prive l'âme de la faculté de réaliser la félicité du mariage vrai. Fuyez tout péché sensuel comme un péché envers celui qui vous a créé, forcez-vous au bien ; car c'est là seulement qu'est la vraie liberté, souvenez-vous que la vie est courte et que l'éternité est longue. Soyez homme, vrai, loyal et pur, soyez un appui sur lequel votre compagne puisse compter, efforcez-vous, enfin, de devenir, pendant que Dieu vous prête vie, un modèle pour ceux qui vous suivront, et tout sera pour le mieux.

Nul, sachez-le, n'a le droit de vivre pour lui seul. Vos moyens, dites-vous, ne vous permettent pas de vous marier. Pouvez-vous à l'heure qu'il est douter un seul instant du contraire?

Si vous voulez sacrifier à l'autel de Mammon au lieu de sacrifier à l'autel de l'amour conjugal pur et généreux, à vous la faute, et à vous aussi les conséquences.

Il n'est pas besoin, cependant, de vous abaisser autant que cela, ni vous, ni votre compagne. Vous pouvez vivre purement, sainement, sans les dépenses exorbitantes que vous appréhendez. Vous pouvez revenir de vos conventions frivoles à ce qui est naturel, si vous voulez seulement qu'il en soit ainsi. Il ne tient qu'à vous. Cette compagne future, vous la trouverez aisément lorsque vous serez digne d'elle, et elle ne refusera pas de revenir avec vous aux choses simples et saines de la nature. Son cœur lui enseignera ce que vous ne tarderez pas à découvrir vous-même, que mieux vaut le dîner d'herbes ou règnent l'amour et l'estime, qu'un bœuf tout entier avec la haine et le mépris pour assaisonnement.

Passons maintenant à une autre considération importante.

On s'occupe beaucoup depuis quelque temps d'un fait alarmant, trop évident, hélas ! pour qu'on le puisse nier. Je veux parler de l'augmentation de la population des villes et de la diminution disproportionnée que l'on remarque dans les populations des campagnes. L'agriculture, cette mamelle de la France, comme disait le vieux Sully, l'agriculture est abandonnée, et les campagnes lancent sur les villes des armées de faméliques, qu'aucun expédient gouvernemental n'aura bientôt plus la puissance de contenir d'aucune façon. Pour n'en citer qu'un exemple, les seuls ouvriers du bâtiment sont à Paris au nombre de cent mille sans ouvrage.

Paris et la plupart de nos grandes villes se trouvent actuellement dans la situation de Carthage après la paix honteuse des îles Égates, quand toute l'Afrique refluait sur elle. L'Afrique, aujourd'hui, c'est toute la France des campagnes qui ne veut plus cultiver la terre. Il y a là un symptôme de décadence nationale. Le poëte romain Horace a déjà eu l'occasion de remarquer le même fait en Italie. Les petits francs-fiefs étaient devenus rares. Dans les grandes propriétés on voyait de superbes villas et des parcs magnifiques plantés d'arbres qui étaient cultivés dans un but d'élégance et non dans un but d'utilité. L'arbre improductif avait remplacé l'arbre fruitier. Les villes regorgeaient de monde, les campagnes étaient vides. On avait substitué à l'agriculture l'élevage du bétail. Peu de temps après, un capitaine gaulois qui poussait ses compatriotes à la révolte contre Rome, leur disait : « L'Italie est pauvre en hommes », paroles au reste dont Pline se fit l'écho quand il s'écria : « Les grandes propriétés ont ruiné l'Italie. » Dans la Turquie moderne, on peut constater le même phénomène déplorable, amené, il est vrai, par des causes différentes, des villes qui regorgent d'habitants et des campagnes désertes. Sismondi, l'historien, assure que ce fait a pu être remarqué chez tous les peuples qui furent vaincus par les Romains. Aucun Français impartial et bien informé ne pourrait jeter un coup d'œil sur son pays sans y remarquer le même phénomène. Nos campagnes ne suffisent plus à la subsistance de ceux qui y sont nés, les populations rurales accourent vers les grands centres, vers les villes. Je n'entends pas dire qu'un régime animal est la cause directe de cet état de choses. Non, il dépend de circonstances diverses dont nous ne pouvons guère parler ici. Néanmoins le mal est encore augmenté par la demande des villes riches pour le bétail et ses produits. Ce fait seul suffit pour qu'un propriétaire trouve son avantage à convertir en prairies ses terres

labourables. Que les villes veuillent seulement renoncer à une nourriture animale, et
nous verrions dans le cours d'une génération l'émigration se produire en sens contraire. On abandonnerait la ville pour la
campagne. Il en résulterait un développement prodigieux de l'industrie agricole, qui
serait pour le pays une source énorme de
richesses dont le pauvre profiterait autant
que le riche.

Voilà des considérations qui ne sont pas
sans importance, surtout si l'on considère
que par suite de la condition désastreuse
dans laquelle se trouve actuellement l'agriculture, nous marchons à grands pas vers
une crise qui ne peut se terminer que par
une banqueroute nationale, la famine ou la
révolution sociale.

Est-il possible à une nation de croître en
richesse et en puissance, et de conserver
pourtant cette simplicité de goûts qui est,
si je puis m'exprimer ainsi, le sel de l'exis-

tence nationale, ou en d'autres termes, et
question à laquelle il est plus difficile encore
de répondre, une nation dont les habitants
se sont adonnés au luxe, peut-elle être rame-
née à ces goûts simples que l'on ne rencon-
trait autrefois que là où l'argent était plus
rare et la *civilisation* soi-disant moins avan-
cée? L'accroissenent du goût du luxe chez
les peuples, et le résultat, leur décadence,
ont été le sujet de nos narrations d'écoliers
et le thème de nos prédécesseurs sur les
bancs de l'école aussi bien que la morale
rebattue de nos grands écrivains, et le danger que coure de ce chef la société n'a pas
échappé à la perspicacité de certains de nos
hommes d'État. Est-il vrai ou non que
cette augmentation subite, si grande et si
générale de richesses que l'on a remarquée
chez nous dans la dernière moitié de ce
siècle, constitue en quelque sorte un danger
moral? Est-il vrai ou ne l'est-il pas, que nous
avons déjà vu dans la constitution de notre

société et même dans les colonnes de nos journaux que trop de signes, hélas! que ce danger était réel et non imaginaire? Je ne crois pas m'avancer trop en disant qu'il n'y a pas d'avertissement dont notre siècle ait autant besoin, que l'avertissement de la sagesse et de l'utilité d'un retour à des goûts plus simples. Les gens qui croient voir dans notre manière de vivre actuelle un symptôme de dégénérescence virile, sont en majorité. Ne serait-il pas désirable, par conséquent, que dans le cas où il nous serait impossible de conserver cette simplicité de goûts pendant le cours entier de notre existence, nous ne nous en départions pas du moins pendant notre adolescence? Il n'y a rien, on le sait, qui tende davantage à effacer de bonne heure chez l'adolescent l'éclat de la jeunesse, qu'un accès prématuré à une abondance de jouissances matérielles.

Notre existence sensuelle est cause de ruines dont on a chaque jour des exemples.

Il y a des empires qui peuvent entendre sous leurs pieds gronder des volcans. Les classes riches qui dépensent beaucoup, vivent dans un luxe effréné et ne refusent rien à la gratification de leurs plaisirs. Les classes moyennes ne suivent que trop ce mauvais exemple. Les classes ouvrières oublient dans la sensualité le véritable secret de leur puissance. Le capital et le travail enfin sont en lutte, plus acharnée que jamais. Un peuple qui, arrivé à ce moment critique, apprend à mépriser de fausses jouissances, et simple dans ses goûts, pose solidement les seules bases véritables de l'existence nationale, rejetant loin de lui tout ce qui est vil et faux, pour ne construire que sur le vrai et le noble, sera sauvé là ou d'autres périraient. Une nation qui n'a qu'un culte, l'argent, et qui s'adonne de plus en plus au luxe, ne peut tarder à disparaître.

Encore quelques mots, et je serai à la fin de ma tâche. Je ne sais si j'ai pu réussir à

vous convaincre que vous pouvez vous
porter aussi bien sans manger tout à fait
autant de viande, mais je suis persuadé d'une
chose, c'est que le chemin que j'ai cherché
à vous indiquer, est celui du devoir, de la
santé et du bonheur vrai.

Si vous êtes assez insensé pour ne pas
vous y engager vous-même, faites-le prendre
au moins à vos enfants, ne leur refusez pas
ce bienfait. Ce leur sera tâche d'autant plus
aisée, que l'enfant n'a tout d'abord pour une
nourriture animale que du dégoût. Il s'y
habitue ensuite et finit même par l'aimer,
mais c'est de la même façon que vous avez
fini par ne plus pouvoir vous passer de
votre cigarette, de ce cigare qui au début
ne vous inspirait que du dégoût. Nous nous
animalisons trop, nous mangeons trop de
viande, il n'y a pas à en douter. L'introduction du régime végétal ou au moins d'une
nourriture moins animale dans les asiles de
l'enfance et de la jeunesse, serait un moyen

aussi facile que sûr de diminuer le nombre des invalides, des malades, des intempérants et des esclaves de la passion dans les générations futures, et d'enrayer cette dégénérescence physique et morale qui s'accentue chaque jour de plus en plus dans notre pays.

Espérons que les vrais amis du bien public comprendront l'importance de cette réforme.

Ceux qui prendront la généreuse initiative de la mettre en pratique pourront se rendre cet honorable témoignage d'avoir associé leur nom à l'une des œuvres les plus fécondes et les plus pratiques de notre temps.

FIN.

APPENDICE

EXEMPLE A SUIVRE

Un repas pour 200 enfants au prix de 20 fr. 25 c.

Un certain nombre de personnes, appartenant à différentes œuvres de charité de notre ville, assistaient hier à un repas que M. Couchman, le végétarien bien connu, a fait servir à 200 petits malheureux, dont le visage émacié ne montrait que trop, hélas! les marques de la misère et de la détresse, si prévalente en ce moment, surtout dans nos régions minières. Le repas, des plus nourrissants et des plus substantiels, consistait de pain, d'une soupe aux légumes et d'un plat de riz avec de la mélasse. L'expérience de M. Couchman a prouvé tout le bien que l'on pouvait faire pour une somme des plus minimes. Le repas entier n'a coûté que 20 fr. 25.

(Traduit du *Newcastle Daily Chronicle*.)

TABLE

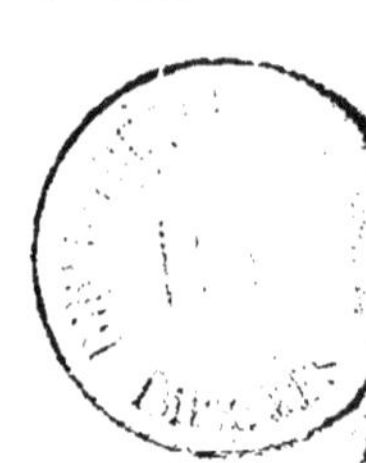

PARIS. — TYPOGRAPHIE DE E. PLON, NOURRIT ET Cie, 8, RUE GARANCIÈRE.